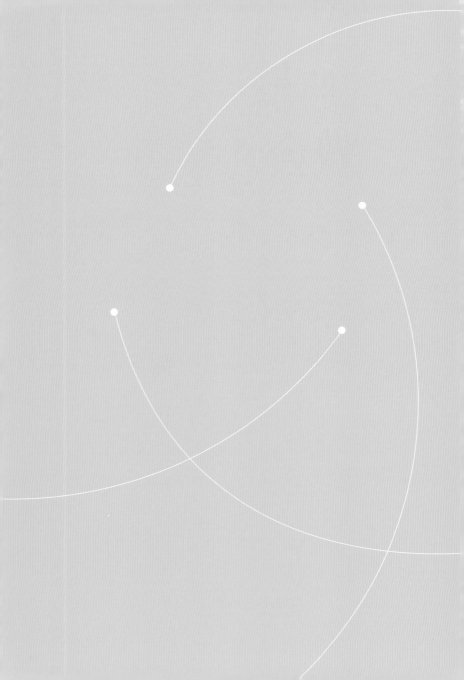

心情不好，做会儿冥想

Practicing Mindfulness

75 Essential Meditations to Reduce Stress,
Improve Mental Health, and Find Peace in the Everyday

〔美〕马修·索科洛夫 著
Matthew Sockolov

李瑞鹏 张金玲 译

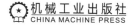

机械工业出版社
CHINA MACHINE PRESS

图书在版编目（CIP）数据

心情不好，做会儿冥想：养成松弛感，让情绪自由的 75 个练习 /（美）马修·索科洛夫
（Matthew Sockolov）著；李瑞鹏，张金玲译 . -- 北京：
机械工业出版社，2024.8. -- ISBN 978-7-111-76313-0

I. R493

中国国家版本馆 CIP 数据核字第 2024MS7268 号

机械工业出版社（北京市百万庄大街 22 号　邮政编码 100037）
策划编辑：欧阳智　　　　　责任编辑：欧阳智
责任校对：曹若菲　张昕妍　责任印制：张　博
北京联兴盛业印刷股份有限公司印刷
2025 年 1 月第 1 版第 1 次印刷
130mm × 185mm·8.375 印张·2 插页·111 千字
标准书号：ISBN 978-7-111-76313-0
定价：69.00 元

电话服务　　　　　　　　　网络服务
客服电话：010-88361066　机　工　官　网：www.cmpbook.com
　　　　　010-88379833　机　工　官　博：weibo.com/cmp1952
　　　　　010-68326294　金　书　网：www.golden-book.com
封底无防伪标均为盗版　机工教育服务网：www.cmpedu.com

亲爱的读者：

你好。

这是一份来自译者李瑞鹏的礼物，也是一份冥想练习邀请。

任何时候，任何地方，如果你想开始冥想练习，都可以扫描下方二维码收听练习音频，里面有全书75个练习的音频，你可以从你喜欢的练习开始。

这些练习音频都是作为专业正念老师的译者亲自录制的，话语间饱含温度和祝福。

愿你享受冥想，也愿你生活喜乐，一路繁花。

Practicing Mindfulness 前言

随着正念和冥想逐渐成为主流，越来越多的人正
积极寻求资源来将这些工具融入生活之中。但是，现
有的许多关于这一主题的书籍都专注于为何要练习正
念（包括正念的循证益处），而这些并不能真正服务
到首次练习的人。许多练习者会遇到一些练习方面的
问题并常常有同样的困惑——比如，怎样避免走神，
如果练习中鼻子发痒真的需要挠一下该怎么办，以及
为了"做对"自己必须做些什么。

这里有一些练习指南，但它们可能有点儿缺乏深
度（坦率地讲，它们读起来并不那么令人兴奋）。在
这份指南中，我借鉴了自己在传统训练和多年教学

中积累的经验，创造了一种直接了解、练习正念的方法。这种方法提供了多种选择，能够满足拥有不同性格和不同生活方式的人群的需求。

当我作为一个成年人第一次坐在冥想课堂上的时候，屋子里的每一个人看起来似乎都很放松，这让我非常震撼。当时我18岁，正在与药物成瘾做斗争。我发现这些人身上都流露出一种平静、接纳的感觉，这是我连做梦都看不到的画面。那时的我，每时每刻都感到充满压力、混乱和痛苦。我不知道自己究竟在寻找什么，但是知道自己想感受这些人体验到的那种感觉。

在解决了成瘾问题一年之后，我开始深入到冥想和正念的练习中。我加入了一个当地的冥想社群，开始了解到那些给自己带来折磨和痛苦的究竟是什么。和所有人一样，我的生命中也有痛苦的经历。有些是由我自己的行为造成的，另外一些则不受我的控制。我意识到，自己对这些经历的反应要比这些经历本身给我带来的痛苦更大。那时，我有了第一个比较大的洞见。

随着时间的推移，冥想练习逐渐成为我生活中非常重要的一部分。我19岁时，经济上并不宽裕，因此我参加了当时的一个在南加利福尼亚州举办的由慈善机构资助的冥想静修活动。在10天的静修过程中，我跟随指导在静默中安坐。我觉得自己准备得非常不充分，感到不堪重负。我不断地与身心的不适做斗争，每天都在是否要早退的想法中挣扎，当时非常艰难。

不过，在这次静修活动结束后，我又立即报名参加了几个月后的另外一次静修活动。虽然我从来没有经历过所谓的"高光"时刻，但还是有一些东西持续地吸引着我去练习。从那时起，我在一年的时间里参加了多次静修活动，这些活动的时长从7天到4周不等。

自律从来不是我的强项。定期进行冥想需要付出很多努力。但是，日积月累，我开始注意到正念练习的益处正在我的日常生活中显现。当然，愤怒、焦虑以及苛刻的自我对话仍然会出现。不过，我发现自己

能够带着觉察和耐心而非沮丧和痛苦来面对这些经历
了。虽然我仍然会有不愉快的情绪体验，但并不会被
每一种情况和想法强烈地影响。

2014年，在"逆流而上"①于加利福尼亚州圣莫
尼卡组织的冥想活动中，我获得了一些带领冥想小组
的机会。我加入了每周的周日小组，并成为一个旨在
教导青少年群体的非常棒的教学团队的一员。2015
年，我的两位老师又提名我在灵磐冥想中心（Spirit
Rock Meditation Center）教授冥想项目。这个冥想
中心是在西方备受尊崇的冥想机构之一。这让我有机
会与那些常常给人很多鼓舞和启发的老师一起工作，
让我更深入地练习，并探索带领冥想团体的意义。

2017年，在成立"一心冥想中心"②时，我有这
样一个目标：创造一个空间，让任何人都可以在一个

⊖　"逆流而上"英文原文为"Against the Stream"，是美国
的一个冥想中心，为非营利组织。——译者注

⊖　"一心冥想中心"英文原文为"One Mind Dharma Medita-
tion Center"，位于美国南加利福尼亚州，成立于2011
年，为人们提供冥想指导、冥想课程等。——译者注

安全的、被支持的环境中探索自己的内在体验。"中心"的人们为此做了大量工作，他们温和又真诚。而我作为中心的带领者，也从这一角色中受益颇多，它为我自身的练习提供了强有力的帮助。

在第一次开始练习正念的时候，我并没有完全理解到底是什么吸引着我，只有一个模糊的想法，那就是我一直以来的生活方式有问题。我一直在与自己的每个想法做斗争，抵制自己的情绪，深陷在过去的经历和未来的计划之中。我并不知道到底需要改变什么，但在内心深处，我知道一定有一种更健康的生活方式。

和你一样，我也是普通人，我也不可能在一天中的任何时刻都保持正念。我的大脑会进入自动导航模式，我会担忧、失望。今天，我在练习时观察这些体验，并记着我可以选择如何去回应它们。在练习正念之前，我总是被习惯性的、本能的反应所驱使。不过，当我越多地培育觉知，就越少地被这些转瞬即逝的想法和情绪所奴役。相反，我可以"跳入"其中，按下暂停键，让自己平静下来，轻松、自信地处理压力事件。从某种意义上来说，正念练习让我重新找回了自由意志。

我最深切的渴望是让任何希望寻求一种更均衡的不同生活方式的人都可以实践这些练习。我见过各行各业的人希望通过正念来缓解自己的焦虑、悲伤和身体上的疼痛。不管这些人各自练习正念的原因是什么，他们通常都有着和我一样的目标——找到作为一个"人"的更健康的生活方式。

当我对正念练习还不太熟悉的时候，我所读的书、遇到的老师以及参加过的课程都为我提供了指引。没有以上这些资源，我可能需要更长的时间来进行常规练习。希望你可以把这本书作为你的正念练习指导手册。我无法给你一把通往某种高级正念状态的神秘钥匙，你需要保持好奇并进行反思，还需要付出一点点努力。

只要能得到一些指导，我们都有可能生活得更轻松。愿本书中的练习能为你的生活提供一条通向自由之路。

在我 14 岁的时候，父亲送了我一本书。这本书名为《正念的奇迹》（*The Miracle of Mindfulness*），由一行禅师（Thich Nhat Hanh）所著。当时，我正在双向情感障碍和成瘾问题中挣扎。这本书简单介绍了正念练习，我父亲觉得它会对我有所帮助。在阅读这本书并看到里面的练习时，我立刻被正念冥想的美好和简单所吸引。我仔细阅读每一章节，试图充分理解正念的概念。阅读将我引领到这条正念之路上，但当时我从未实践过书中所提到的方法——我想象这些原则会神奇地渗透到我的日常生活中。几年后我才开始实践，才真正地体会到书中提到的那些益处。

从那时起，我才明白（正如你也将认识到）将正念融入生活是需要大量练习的。你不会一开始就拥有完美的觉知和注意力。首先，你必须了解自己在做什么、为什么练习、如何去实践。在你学习这些练习时，尽量将它们应用到日常生活中去。

正念需要行动，需要个人去探索。

世界各地的人都发现正念是一个好工具，可以帮助人们应对焦虑、愤怒、悲伤和许多其他困境。这项古老的练习已经发展了数千年。而且，人们现在比以往任何时候都更容易接触到正念。每天，我们都会更多地了解正念意味着什么以及正念如何影响大脑。正念是什么、它将如何使你的生活获益以及如何开始练习正念，理解这些就是在为更深刻的觉知和快速成长奠定基础。

在此刻，每一刻

你可能听说过"正念"这个词，或许在杂志封面的报道上看到过它，或者在健身课堂上听到过它，或者曾听到各行各业的商业领袖们将它视为提高生产力的工具。不过，随着正念练习越来越流行，这个词的含义逐渐变得模糊不清。人们可能会鼓励大家保持"正念"或保持"临在"，但"正念"这个词到底包含了哪些内涵呢？

正念常常被简单地描述为一种"活在当下"的练习。不过，"活在当下"仅仅是练习的一部分。安住于当下是很重要的一环——将注意力带到此时此地正在发生的事情上，不管它是一个想法、一种困难情绪、一个工作任务，还是一口呼吸——但这只是开始。如果仅仅将正念的定义局限在"活在当下"的练习上，就忽视了其他的一些重要方面。

在阅读本书中的练习时，你会发现有时"正念练习"和"冥想"两者可以互换。如果你以前从未尝试过，那么"在冥想中静默安坐"这一想法可能会让你恐慌。冥想本身指的是任何时候（比如在静坐练习时或者洗刷碗碟时）你都在努力保持正念，理解这一点对你的练习是有帮助的。请记住，你不仅可以在冥想坐垫上练习正念，也可以将正念融入任何日常活动之中。

或许，我们可以更加全面地把正念描述成"清晰、友善、充满智慧地保持临在"。如果带着评判和愤怒将觉知带到当下，这真的会有帮助吗？所以，为了能够进行健康、有益的正念练习，培养几种不同的行为、态度和技巧是必要的。

在深入到正念练习中时，你很可能会发现自己有很多个人优势，同时也存在一些可以提升的空间。我将后者称为"进步空间"，不要气馁，这是我们每个人都有的。承认并探索它们可以帮助你成长。每一个"进步空间"都会为你提供一个机会，帮助你在生活中减轻压力并缓解不适。

正念练习的九大要素

能够阅读到此处，说明你已经决定开始探索正念。这是非常重大的一步，应该得到认可和赞赏。花1分钟时间来夸奖自己吧！

在你开启这趟"了解正念练习之旅"的时刻，让我们来看一下你需要培养的几种不同的能力。

全然地活在当下。这是正念冥想中最广为人知且最基本的能力，不过这需要花时间去培养。练习时，你可能需要一次次地把自己的心带回当下。持续这样训练自己的心，你会发现自己能够更自然地安住于当下的觉知之中。

清晰地看见。你也可以将正念的这个方面理解为"能够觉察自己正在经历的体验"。当疼痛出现时，能够觉察到疼痛。当焦虑出现时，能够觉察到焦虑。你正在培育一种智慧，以清晰地看见自己此刻所经历的一切。

放下评判。你可能注意到大脑会将一些东西（一种感觉、一个想法等）标记为好的或坏的、对的或错的、积极的或消极的。在正念练习中，可以放下这样的价值评判。当评判出现时，你可以提醒自己不需要相信它。接纳此刻头脑中的想法，包括任何"喜欢"或"不喜欢"的感觉。

保持平静。平静是一种能够帮助你保持平衡的品质，尤其在你觉得有些困难或不舒服的情况下更是如此。不管此刻的经历对你而言是容易的还是困难的，你都能够以同样的精力和努力去应对它。通过这种方式，你可以建立内在的复原力，学会平衡、稳定地应对困难状况。

允许一切发生。人们在生活中会有各种各样的体验，你可能会发现自己在"邀请"某些体验进来，同时又在"推开"其他体验。阿姜·苏美多（Ajahn Sumedho）经常告诉他的学生："允许一切发生。"有了正念，你不需要排斥任何想法、情绪或体验。留意当下升起的一切体验，并为不舒服的时刻留出更多空间。

培养初学者的心态。在学习一些新东西时，带着好奇心和渴望去理解它们。随着对周围世界的了解越来越多，你可能会陷入"自动导航"模式，相信自己确切地知道事情是如何运作的、自己在做什么。为了让正念练习更有益身心，你需要培养初学者的心态，如同第一次经历一般去观察当下的体验和状况。对新的可能性保持开放，留意你的内心开始关闭的时刻。

保持耐心。大多数人在进行正念练习和冥想练习时，头脑中都有一个意图。他们想要缓解焦虑，处理日常压力，或者学习消解愤怒。有意图是可以的，但请记得保持耐心。此外，执着于一个特定的结果会阻碍你进步。想要保持耐心，就需要你对练习、你的老师和自己有点儿信心。记住你的意图，记住成长需要时间。

正念减压

心理学家和临床医生们根据近年来关于正念益处的研究，正在迅速地将正念融入他们的工作之中。20世纪70年代末，马萨诸塞大学医学院的乔恩·卡巴金（Jon Kabat-Zinn）教授设计了正念减压（Mindfulness-Based Stress Reduction, MBSR）课程。MBSR结合了现代科学，其核心是基于正念的冥想和练习。它为人们提供了减轻压力、治疗抑郁和焦虑以及应对身体疼痛的方法。在过去的 30 年，MBSR 已发展成了一项全球性的课程，有成千上万的教师在教授该课程。

20 世纪 90 年代，心理治疗师们创立了正念认知疗法（Mindfulness-Based Cognitive Therapy, MBCT），以帮助抑郁症患者预防抑郁复发。他们将认知行为疗法（Cognitive Behavioral Therapy, CBT）与正念练习相结合，来帮助患者对评判、自我批评和负面情绪更有觉察。

心理学家和心理治疗师已经成功地用正念练习帮助了各类人群。基于正念的精神疾病复发预防方法正在被应用于成瘾治疗。研究证明，正念干预方法可以有效地治疗创伤后应激障碍。冥想觉察训练可以促进整体心理健康。随着研究机构的增加，我们对正念练习及其潜在益处的理解也在不断加深。目前，关于正念如何在临床中提供帮助，我们只是开始做一些初步研究而已。

交个朋友。正念不是要你苛责自己。"善意"是练习的核心——从善待"你自己"开始。没有善意，你可能会过度反应，无法看清当下。在练习时，温柔地回应你的体验。将大脑当作你的朋友，而非敌人。

表扬自己。你不需要在清空大脑、达到完美的平静状态或是成为"善意大师"时才开始练习正念。无论何时何地，你都可以开始练习。先表扬一下来到这里的自己。这是一个练习，不是一场竞赛，没有人给你打分。如果你在练习中感到困难，这并不意味着你或你的大脑有任何问题。真实地面对你自己，并允许自己有进步的空间。

以下这些练习提供了培养本章提到的上述品质的实际方法。在练习中，你可以回到这九大要素，觉察自己在哪些方面还有进步的空间。

在第一次参加止语静修活动时，我一直受困于大脑中持续出现的评判。我从训练中得知，应该对"评判"有更多理解，不需要对自己的"评判"本身进行评判。在静修中，老师建议我针对"大脑"进行一些慈心和宽恕的冥想练习。我的确一直在与宽恕做斗争——宽恕自己对我而言是一生的挑战——但是我已下定决心要这样做。几年以后，我的冥想练习的重要组成部分之一就是对不断思考的大脑保持温柔和友善。

XX

同样地，你也会在练习时（以及生活中）经历困
难时刻。在找到最好的解决办法之前，你可能需要尝
试一些不同的方法。尽自己最大努力保持开放，记得
宽恕自己，不需要总是即刻找到解决办法。随着练习
的不断深入，你会更加理解自己的需求。你凭直觉就
可以知道，什么时候该回到初学者心态，什么时候该
更加温柔，什么时候你正失去平衡。

研究证实的益处

在青少年时期，我参加了一些冥想团体，听到团
体里的人们分享正念给他们的生活带来的益处。他们
讲述了正念帮助自己应对惊恐发作、平息愤怒等故事，
并表示正念让他们变得更富有同情心。在之后的交流
中，我从他们的眼中看到了无可否认的快乐和明净。

这是我的人生及我在练习方面的转折点。我发现
正念是人们在生活中获得满足感和得到放松的源泉。如
今，很幸运有一批临床研究机构在支持该方面的研究。

正念教学已经持续了 2000 多年。世界各地的人

纷纷练习正念，探索正念能为自己带来的益处。我们生活在一个令人激动的时代——人们对科学的理解在过去的上百年里不断加深，许多世界顶尖人才都在运用现代手段证明正念冥想给他们带来的诸多益处。

正念的益处

临床上有一些对正念进行的研究，主要采用脑成像技术或广泛心理测试的方法。虽然正念研究的领域相对较新，但是研究团队一直在寻找身体层面的证据，以证明几个世纪以来冥想者们宣称的那些正念所带来的益处。许多研究发现，仅在练习正念几周之后，练习者的行为和大脑活动都会有所变化。在参加正念培训课程之后的一年里，参与者因为正念练习所获得的益处依然存在。

了解这些研究是有必要的，它们可以让你在一开始就知道为什么要进行练习，并且让你得以一窥自己在练习中可能会收获的一些益处。

减压。2010 年，一个研究团队分析了过去 10 年的研究结果，确定正念在缓解焦虑和压力方面是有效的。不管该研究的参与者此前是否被诊断为焦虑或应激障碍，他们后来都通过正念练习获得了这些益处。

提高工作方面的记忆力和专注力。加利福尼亚大学圣芭芭拉分校（University of California, Santa Barbara）的研究发现，正念能够帮助人们保持专注并且可以更有效地使用近期获得的信息。研究中有一项鼓舞人心的发现，即参与者在进行仅仅两周的正念练习之后，其大脑走神的情况就大为改观。

身体方面的益处。正念也能在身体层面为人们带来许多益处。过去 10 年的研究发现，经常进行冥想可以帮助人们改善消化功能、强化免疫系统、降低血压、缓解炎症，使身体更快痊愈。正念不仅仅意味着照顾好你的大脑！

睡眠更好。哈佛大学医学院的研究表明，正念可以帮助人们入睡并维持睡眠。无论你在一天中的什么时刻进行冥想，冥想练习都很可能对你有所帮助。

创造性地解决问题。在 1982 年的一项研究中，研究人员发现冥想可以帮助人们更具创造性地解决问题。冥想能够使你的内心状态更加平稳，这可以帮助你获得运用新方式进行思考的能力、从不同角度看待问题的能力，以及提出更有效的解决方案的能力。此外，它还可以帮助你应对家庭、工作和日常生活中的压力。

减少孤独感。孤独感实际上与糟糕的健康状况有关。在加利福尼亚大学洛杉矶分校的一项研究中，参与者在进行了八周的冥想练习后，其孤独感减少了。参与者无论是独自一人还是与朋友在一起，结果皆是如此。此外，即使人们独自进行正念练习，也会体验到更多的联结感和满足感。2018年1月，在对英国公民的孤独感进行了长期调研之后，时任英国首相特雷莎·梅（Theresa May）甚至还任命了一位"孤独大臣"（Minister for Loneliness）⊖。

⊖ 2018年1月，英国时任首相特雷莎·梅任命了世界上第一位"孤独大臣"（特蕾西·克劳奇），希望以此来解决英国日益严重的社会"孤独"问题。作者在此处提到该新闻，意在说明这一问题的普遍性以及正念在帮助人们减少孤独感方面的巨大意义。——译者注

提高自尊水平。我们中的许多人都会因为自尊心而面临一些挑战。不断有研究证明，正念练习可以帮助人们超越文化界限，提高自尊水平。此外，它还可以帮助人们改善对自己的身体意象，增强自我价值感以及提高人们生而为人最基本的满足感。

情绪调节。虽然正念并不能够替代临床护理，但它确实是一种应对情绪障碍、解决情绪问题的有效方法。如果你正在被抑郁、焦虑或情绪变化所困扰，那么正念也许可以帮助你解决这些问题。研究人员发现，不管人们是否被诊断为患有情感障碍，正念都可以帮助他们稳定情绪。

练习要点

在生活中，你不需要任何特殊的或"额外的"东西来培育正念。"开始行动"通常是最难的部分，但随着时间的推移，这会变得越来越容易，你也会找到最适合你以及你的生活方式的练习方法。在练习时，注意哪些部分让你感到轻松、顺畅、"正确"，哪些部分又会引发你内在的冲突和抗拒。

请运用本书中的练习方法、书中关于如何开始练习的一些建议以及你自己对练习的一些见解来帮助你真正地开始正念练习。在多年的教学过程中，我听到过很多关于如何开始练习的方法，这些方法各不相同、因人而异。

你可以通过以下方法来帮助自己开启正念之旅。

养成练习习惯

在刚开始进行冥想练习时，我感觉冥想就是一件苦差事。但是，随着我开始定期练习，练习冥想就变成了一种习惯。我甚至有点儿期待一天中正念练习时刻的到来。随着练习的益处逐渐在日常生活中显现，我对正念练习的信心和兴趣也在不断地提高，练习变得越来越轻松，我也愈加享受其中。

你只需要亲自尝试，然后付出一点点努力进行正念练习就好了。在养成练习正念的习惯之前，你可以遵循以下要点。

　　为冥想练习预留出时间。你的日程安排可能很满，貌似无法挤出时间来冥想。根据我与我那些来自世界各地的工作伙伴的经验，这是大家共同面临的一个挑战，但是，你肯定可以找到时间来进行冥想练习。关键在于，要把正念练习作为优先事项。以下做法可以帮助你预留出特定时间来进行练习：把起床时间较以往提早一些，或者在下午设置一个日程提醒。你无须立即投入到一天 30 分钟的练习中，先尝试从 5 分钟的练习开始即可。

　　为冥想练习创造空间。你可能无法找到合适的练习场地。请记住，冥想练习可以在任何地点进行。不要想着有一个"完美的"地方或是"糟糕的"地方。你可以为冥想练习创造一个专属空间——在家里找到一个相对安静和令人放松的区域。如果你的办公室或工作场所太过嘈杂，那么在进入办公区之前，你可以尝试在车里练习。你也可以充分利用公共场地，比如沙滩、公园和安静的道路（如果这样做能让你感觉舒适）。

　　设定一个意图。如果你的大脑中没有任何意图，那你也不会出现在这里。为何你会对找到一种更正念的方式去生活感兴趣？无论你的答案是什么，它都会持续地提醒你这个更深刻的意图，并将其与你的驱动力联结。你的大脑可能会劝你放弃，或者你没有时间进行练习。与这些想法做斗争常常是徒劳的，你应该把你的意识带回到更深层次的意图上。请记住什么对你来说是真正重要的。

培养持续性。本书中的练习为你在生活中探索正念提供了许多不同的方法。每天至少尝试一种练习，让正念意图总是保持临在。持续的练习可以帮助你有效训练大脑。如果你每天都练习，就能快速养成正念的习惯。这就像是去健身房——如果你每个月去一次，你可能不会很快注意到有什么效果。但是，如果你一周去两次，这些短暂的练习不断积累，你就会变得更强大。正念练习需要积累，持续地进行训练，你精神的"肌肉"也会变强壮。

找到一个朋友。社会支持对养成新习惯也大有助益。尝试邀请一个朋友或家人每天陪你练习。这会让你对他人产生一种责任感，一些外在动力总是有帮助的。同时，你也能有机会和别人探讨你的体验，这对你们两人的练习都会有帮助。

做记录。准备一个笔记本专门记录你的正念练习。在结束每天的练习时，做一些简单的记录：你感觉练得怎么样？是否有一些新的或者有趣的体验出现？你感觉如何？写下你的正念体验可以帮助你更清晰地理解正念，让新的洞见丰富你的大脑，也可以让你日后有一些东西可以回顾。我现在仍然时常去回顾我首次冥想的日记，我很高兴看到自己这么多年来所取得的进步。

> 简单来讲，正念就是意识到当下正在发生的事而不期望它有所不同：尽享那份怡人的愉悦而不在愉悦发生改变时仍死死抱住它（它是一定会变的）；处在难以开怀的境遇中不持恐惧，害怕它会永远如此（它不会的）。
> ——詹姆斯·巴拉兹（James Baraz）
> 《觉醒的快乐：将你带上真正快乐之旅的十步》
> （Awakening Joy: 10 Steps That Will Put You on the Road to Real Happiness）

充分利用本书

本书作为你的练习指南，将为你开启正念练习提供指导。我自己每天也会运用书中的练习，我的很多学生也都从这些练习中获益。你可能会发现书中的一些练习或观点比其他练习更有用，请保持开放的心态，尝试每一个练习，看看它们会带来什么。

本书中的练习分为三部分：基础正念练习、每日正念、正念情绪。每一部分开始时的练习都是短小且简单的。随着你不断进步，后面的练习将建立在原有练习的基础之上，逐渐需要你稍微多花一点儿时间。我建议从每一部分的前面开始练习，放慢节奏，在掌握了简单的练习之后再开始后面的练习。

如果你是初学者，不管你有怎样具体的担忧，我都建议你从第一部分的基础正念练习开始。这一部分的内容详细地介绍了正念的基础练习，在整个练习过程中，你可以随时回顾这部分练习。

关于"冥想"这个词：大多数人听到"冥想"这个词时，会想象一个虔诚的瑜伽师连续几个小时静坐着，头脑完全放空。当然，静坐冥想确实是正念练习的一个重要部分。但更值得一提的是，本书中的每一个正念练习都是冥想的一种形式。大部分练习不需要你停下所有事情而只是紧闭双眼静坐。书中也有一些让你更有参与感的练习，需要你运用日常生活中的各种工具，还有许多练习是睁着眼睛进行的。在一天中，将正式的冥想和主动的正念练习结合起来，可以为更为丰富的正念练习奠定基础。

解决你的问题

正念和冥想几乎对任何人来说都是很有用的工具，不管你遇到的具体问题是什么，将这些练习融入你的生活就会对你整体的健康有积极的效应。也就是说，这些练习可以让你专注于解决具体事务，这也是我将练习划分为几个部分的原因。

如果你现在有特定的困难要解决，请放轻松，直接跳到特定章节的练习即可。你可以遵循我在书中提供的练习顺序，也可以直接跳到那些适合你的生活方式和日程安排的练习上。

━━━━━━━➤ 我如何才能知道它发挥了作用 ━━━━

可能你在前几次冥想练习中未必能感觉到非常放松。安静地坐着并观察意识是相当困难的，尤其是当你刚开始着手练习时。就像其他习惯的养成一样，它需要一定的时间才能看到效果。它之所以被称为"练习"，就是因为它是没有终点（比如冲过终点线或做完你最喜欢的烹饪食谱里的所有菜肴）的。正念并非意味着快速修复，它会陪伴你的余生。随着你的进步，请在日常生活中留意正念开始出现的时刻。你也可以留意自己对结果（或解决方案）的任何渴望，然后带着好奇心去观察，不要不耐烦。练习的早期阶段可以帮助你学习放下和学着去信任这一过程。

- 缓解焦虑和压力（参见练习 51：让身体保持"平静"；练习 55：这种情绪是什么样的）
- 平息愤怒（参见练习 56：冷静下来）
- 应对疼痛（参见练习 57：微笑）

◉ 管理抑郁情绪（参见练习 61：以温柔之心对待他人；

  练习 63：RAIN；练习 65：你能应对它）

◉ 饮食、练习和健康（参见练习 29：正念烹饪；练习

  31：正念洗碗；练习 35：为你的世界涂色）

让你的练习更上一个台阶

本书中包含的练习时长从 5 分钟到 20 分钟不等，也有用时更长一些的。在你开启正念之旅时，你可以让自己逐渐地进入到更长的练习中。在你掌握了简单快速的技巧之后，会对冥想练习形成你自己的理解和洞见，此时你就可以进入到更长的练习中了。这就是进步的过程。要对自己有耐心，按照自己的速度进行练习。我希望你能够尽己所能地去尝试书中所有的练习，这样你就可以通过不同的方式去体验并培育正念。

扩展自我

在通读本书时，你会面临挑战和困难。书中的一

些练习会比较简单，还有一些则可能需要你付出更多的时间和努力才能获得进步。请记住，你是有能力的。你可能会在某些时刻怀疑自己，但是，有时成长就是会促使你走出舒适区。这些练习可能会促使你进行更深入的探索。体验到畏惧、怀疑或评判都是无妨的，只要在练习中继续前进即可。

术语解释

练习中会出现以下术语。

● **感受基调（feeling tone）**：感受基调是指愉悦、不愉悦或中性的体验。例如，听到鸟叫声的感受基调可能是愉悦的，痒的感受基调可能是不愉悦的。

● **进步空间（growing edges）**：进步空间是指能让我们继续进步的空间。我们常常会遇到困难时刻，但是这让我们有一个大好的机会去学习。

● **沉迷和觉醒（hooked in and unhooking）**：沉迷是指我们陷入某种经历之中，失去了选择如何回应的力量；觉醒是指从经历之中解脱出来，回到觉知的行为。

● **慈心（loving-kindness）**：慈心是指关爱他人的行为和品质。

● **祈祷语和祝福语（mantra/phrase）**：在一些练习中，

祈祷语和祝福语主要用于一些觉知对象。祈祷语和祝福语是简短的句子，用于培养意图，它的作用是让你专注在一个目标上。

● 冥想（meditation）：冥想是投入一定的时间培养大脑和心灵的一种行为，通常在安静状态下进行。

● 猴子心（monkey mind）：猴子心是指思想意识如同猴子的上蹿下跳一样快速跳跃。

● 标记（noting）：标记是指在心里默念我们此刻的体验的一种练习，是静静地在心里说出你想说的话。它帮助我们摆脱沉迷，更清晰地看待事物。

● 副交感神经系统（parasympathetic nervous system）：副交感神经系统是自主神经系统的一部分，用于向下调节，包括降低心率、放松肌肉和增加腺体活力。

● 当下的体验（present-time experience）：当下的体验是指当下此刻我们身上正在发生的事以及我们

每时每刻升起的体验。它时常是变化的，充满不同的刺激并持续呈现。

- 六根门（sense doors）：六根门是指冥想练习时运用到的六种主要的感觉官能，即眼、耳、鼻、舌、身、意。我们利用这些感官体验现象的产生和消逝。

规律练习

不管你目前是否在进行冥想练习，每天抽出几分钟时间练习正念都会让你获益。每天做一个练习，这种坚持将会促使你养成习惯并帮助你加深练习。如果你时间很紧，那么就在书中找一个短小的练习——记住，长的练习未必一定比短的练习更好，每一个练习都是很好的。随着你练习次数的增加，5分钟的练习也是很有用的。在你心神散乱时，它可以帮助你重新集中注意力，它们是帮助你与最初的意图重新联结的好方法。

无须沮丧

在你学习新东西的时候，感到沮丧和失落是很正常的。你可能学得没有那么快，也可能会前进三步再倒退两步，或者某天可能完全忘记了练习。不擅长某事会带来沮丧之感——这也就是为何在通往正念的这条路上，宽恕和初学者心态如此重要。通往正念之路并非笔直的单程道。它是曲曲折折的，中途会有停止标识，有时你可能会意外地发现自己转了个弯儿。按己所需，可以多次回到宽恕和好奇心上来。

以下这些练习将帮助你探索正念之旅。你的清晰度会逐渐增加，你将学会温柔地回应。但是，你无须将任何外物拉到你的内心。这些练习通过培育你本自具足的品质而发挥作用。在你的大脑和内心，已经存在友善、耐心、智慧和觉知的种子。浇灌这些种子，静待其开花。

P r a c t i c i n g   M i n d f u l n e s s   目录

前言

正念 101

第一部分　基础正念练习

第二部分　每日正念

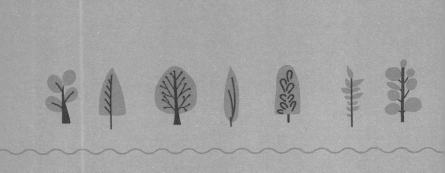

第一部分

基础正念练习

学习如何保持临在是开启正念之旅的起点。该部分内容所包含的练习为你提供了简单又传统的方法，可以帮助你把觉知带回到当下的体验上。这就是我建议初学者从这里开始的原因。

这些练习可以帮助你培养一种能够耐心、清醒、有力量地活在此时此地的能力。我们将探讨如何在走神时将注意力拉回到当下、放下自我评判并温柔地去回应"走神"。通过一定的努力，你就能够在觉知这项颇具艺术性的训练中，将自己的心重新拉回来。

1
练习

发现呼吸

时间：5分钟

　　身体总是在呼吸，呼吸一直在进行着。关注呼吸并不是开启正念之旅唯一的方式。不过，在需要更加专注时，任何时刻你都可以回到呼吸上来。

　　在这个练习中，你将会轻柔地去发现身体的呼吸。不需要去解决什么问题，也不需要做什么特别的事情，不断地去体验身体的每一次呼吸即可。训练自己的心去专注于某一种体验。

步骤

1. 请找到一个舒服的姿势。一般推荐采用坐姿，因为这样有助于保持清醒和精力充沛。当然，你也可以平躺或者站着，也可以坐在瑜伽垫、冥想坐垫或椅子上。找到一个能让你感觉舒适并且在几分钟之内可以保持静止不动的姿势。

2. 轻轻地闭上眼睛。如果睁开眼睛更舒服，那就尝试柔和地凝视地板或天花板（这取决于你的姿势）。让眼睛放松，目光停留在某一个点上，在练习中尽量减少分心。

3. 将觉知带到腹部。放松那里的肌肉，看看能否感受到腹部自然的起伏变化。想象身体自己在呼吸。感受从肚脐到腹斜肌的部位，留意每次呼吸给它们带来的起伏，像这样做几次深呼吸。

4. 将觉知转移到胸部。吸气时，留意肺部的扩张和胸部的上升。呼气时，感受腹部随之而来的收缩和起伏变化。看看你能否一直留意、跟随呼吸的感觉，从吸气开始到呼气结束。

5. 现在，请将注意力带到鼻孔。在这个部位，呼吸的感觉可能更加微妙。试着深吸一口气，看看自己体验到了什么。吸气时，可能会留意到鼻尖微微发痒。呼气时，可能会留意到气息变得更加温暖了。

6. 在以上三个关注点中选择一个，将注意力集中在这个部位的呼吸上，休憩于此。当注意力不集中时，再一次将注意力集中在对呼吸的体验上。在接下来的一两分钟里继续观察呼吸。

7. 请结束这段练习，将这份觉知带到日常生活中去。与身体的呼吸保持联结，这样可以帮助你持续地活在当下。

容易走神的大脑

大脑在自然状态下就是容易走神。即使卓有成就的冥想者也会走神。大脑天生就是用来处理信息的，走神只是它在完成本职工作而已。与其将大脑走神视为一个问题，不如把它看作一个增强正念的机会。尝试着将宽恕、好奇和耐心带入这些时刻。无论何时你的大脑走神了，重新将它带回呼吸即可。

练习

接触点

时间：5分钟

我们的身体总会接触到某些事物，比如椅子、大地、床或者周围的空气。这些都为我们留意当下的体验提供了一种好方法。无论是在冥想中还是在日常生活中，任何时刻我们都可以对这些接触点保持正念觉察。接触点的感觉通常是较容易感受到的，所以，对初学者而言，这是个非常理想的练习。

> 正念指对当下体验的觉知与接纳。简简单单，如此而已。无论当下这个时刻令人愉悦与否，都如其所是地向它敞开或接纳它，不执着也不排斥。
>
> ——西尔维娅·布尔斯坦 (Sylvia Boorstein)
> 《不要只是做事情，坐下来：与西尔维娅·布尔

斯坦一起正念静修》(*Don't Just Do Something,
Sit There: A Mindfulness Retreat with Sylvia
Boorstein*)

步骤 🐷

1. 做这个练习时，可以采取任何姿势，但是我建议
   坐着练习。请闭上双眼，将你的觉知带到身体的
   姿势上。可以稍做调整，以使身体放轻松。

2. 留意你身体所在的位置以及与之接触的事物。能
   感觉到你的双脚和地板之间的接触吗？将注意力
   放在双脚的感觉上。没有什么特殊的事情要去做，
   只是观察双脚此刻的感觉。

3. 将注意力向上移动，把注意力带到臀部与椅子或
   垫子接触的部位。留意大腿与椅子接触时的触感
   和压力。将觉知停留在那里，带着正念观察身体
   的感觉。

4. 把注意力带到手掌，它们可能处于放松状态。感
   觉双手之间或双手与大腿、双手与膝盖的接触，

将注意力放在与双手有接触的事物上。

5. 现在看看你是否可以感觉到身上穿的衣服。可以通过扫描身体来看看这些感觉在哪些部位呈现。可能衣服边缘处的部位和露出皮肤的部位是最容易感受到的，比如手臂、颈项或关节处。

6. 将觉知带到皮肤对空气的感觉上。你可能会注意到手掌对于空气温度的感觉与手背不同。如果坐在室外，你可能会感觉到风的吹动。这些感觉不分对错，真实地面对自己的体验即可。

7. 请结束这段练习，在今天接下来的时间里，将正念带到接触点。当你坐下的时候，感受身体与椅子的接触。当你站起来时，注意脚与地板的接触。

应对不堪重负的感觉

在首次带着正念探索身体时，你可能会注意到，有一些感觉会马上吸引你的注意力。为了帮助大脑保持专注，可以在观察身体的特定部位时在心里默念祈祷语或简单的祝福语。例如，当扫描到脚部时，在心里默念"脚、脚、脚"。或者，如果你认为命令式语句效果更好的话（有时确实如此），可以试试"感觉一下我的脚，感觉一下我的脚，感觉一下我的脚"。同时，将默念这些词语的节奏与你的呼吸联结起来。恭喜你，你现在已经在运用祈祷语了——就是这么简单！

3

练习

大脑的力量

时间：5 分钟

大脑是强有力的工具。在这个正念练习中，你将学习以一种有意识的、专注的方式来训练大脑这个工具并与之协作。这个练习能够让你玩转大脑的力量，它向你展示了如何用不同的方法温柔地对待大脑。同时，你也将了解到大脑的视觉思维和听觉思维模式。

带着玩耍之心和好奇心来做这个练习吧，别太把自己当回事儿。

步骤

1. 做这个练习需要闭上双眼。花一些时间留意身体是如何休息的。尽可能让后背保持直立，放松肌肉。

2. 闭上双眼。你能在脑海中想象出你所在的房间的样子吗？试着在大脑中将房间视觉化。想象地板、墙壁和门。看看你还能将哪些细节带入大脑中的这个空间。

3. 现在忘掉房间，想象自己在一处宁静之地。它可以是一个海滩、一片森林，或者是任何让你感到快乐的地方。同样地，想象你正被这样的场景环绕着。试着尽可能地将更多细节视觉化。

4. 忘掉这些视觉化场景，在脑海中回想你熟悉的一首歌曲或一段旋律。试着在大脑中"聆听"歌词或旋律。

5. 现在运用大脑来调整听歌的体验。试着调低音量，让脑海中的这首歌曲（或这段旋律）的音量逐渐变低。然后再将音量稍稍调高一点儿。探索一下，在音量调低和调高时，自己的感觉分别是怎样的。

6. 在练习的尾声，暂停一下，去感受自己大脑的力量。只需付出一点点努力，大脑就可以实现视觉化、播放音乐，并且以你选择的任意方式改变体验。

走神

在冥想时，你可能会留意到自己的注意力在逐渐分散。有时，你会陷入一连串的想法之中，几分钟之后才意识到这件事。在冥想练习的任何阶段中，如果走神了，请将注意力重新带回到你所记得的正念觉察的最后一件事上来。如果这没有效果，就回到呼吸上来。觉察到大脑走神，你就有机会训练它回到当下。如果有必要，可以反复回到练习中。

练习

谁在听

时间：5分钟

　　在正念练习中，我们常常将注意力集中在身体的感觉和大脑的想法上。但是，熟悉其他感觉也可以帮助你拥有很强的临在感和觉知。就像在第一次练习中观察呼吸那样，你可以将周围的声音作为觉知的对象。

　　在一天中，各种声音来来去去，这也为正念注意力的练习提供了一个持续的关注点。无论你住在哪里、做什么工作，几乎都无法完全消除周围的声音。在冥想过程中，去探索听觉体验。同时，也可以将这个练习带入生活中，在一天中的任何时刻你都可以停下来，仔细聆听周围的声音。

步骤

1. 请找到一个舒适的姿势，闭上双眼，将觉知带到呼吸上。现在不用关注呼吸时身体的感觉，请聆听身体在呼吸时的声音。通过鼻孔吸气和呼气，仔细聆听来自呼吸的所有声音。

2. 开放你的觉知，留意此刻的其他声音。你可能会注意到汽车驶过的声音、房间里的声音或者来自大自然的声音。无论此刻有什么声音，都去聆听。

3. 大脑会习惯性地去识别耳朵所听到的声音。当一辆汽车驶过时，你马上会知道那是一辆车。无须去辨认和定义每种声音是什么，尝试着将注意力放在"听"这个真实的体验上。把你的耳朵想象成麦克风，只是去收音即可。去识别声音的出现和消逝、它离你有多远、它从哪个方向来。

4. 如果你的觉知被一种声音所吸引，那就花一些时间专注在这个声音上，全然地感受这个声音。然后，开放大脑，去听其他声音。正念地听，持续地听，去探索，保持开放。

5. 在练习的尾声，请回到呼吸上，在此停留 1 分钟。无须紧张或强迫自己，让心完全回到身体呼吸的声音上来。

6. 现在，睁开眼睛，回到日常生活中去，对生活中的声音保持一些觉知。在今天接下来的时间里，留意"听"这个行为，让其将你拉回到对当下此刻的觉知上。

分散注意力的声音

在练习时或在日常生活中，你可能会发现特定的声音会分散你的注意力。比如施工产生的声音、鸟鸣声，或者人们较高的谈话声，这些声音都可能将你的注意力从练习中拉走。当你发现自己走神了的时候，让"听"成为你的练习的一部分。关于声音是从哪里来的，不用评判，也不用发表意见。想象你是第一次听到这声音。看看你能否做到不用语言去描述声音，也不立刻去识别声音的来源。留意内在升起的任何厌恶感，但不要去抵抗任何你无法控制的声音。

5
练习

正念进食

时间：10分钟

现在我们要把对身体和听觉的正念转移到对味觉、嗅觉和视觉的正念上来。让我们先从我们吃的食物开始吧。来自越南的一行禅师曾说："让我们在此刻带着稳定、快乐和平静的态度来进食。"进食是为身体提供营养的机会，也是培育正念的机会。

> 这是生命真正的秘密——全身心地投入你当下正在做的事情，不用将其称为'工作'，意识到这只是一场游戏。
>
> ——阿兰·瓦兹（Alan Watts），
> 《阿兰·瓦兹的思想精华》
> （*The Essence of Alan Watts*）

步骤

1. 你可以采用任何姿势来做这个练习。进食时保持安静的状态是有帮助的，这减少了不必要的刺激并帮助你专注在体验上。可以选择任何食物来进行这个练习。我推荐从简单的食物开始，比如葡萄干、浆果或一些你喜欢的蔬菜。

2. 首先，用眼睛去观察所选择的食物。留意它的颜色、形状和大小。观察食物，留意自己想要吃的渴望。饥饿并没有错，不过，在此刻，只是允许这种渴望来来去去。回到对食物的视觉观察上来。

3. 接着，探索食物的气味。有些食物的气味可能比其他食物的更强烈。可以把食物拿到鼻子前。对嗅觉的体验保持临在。当心里开始有想吃的渴望时，就让注意力回到眼前食物的气味上来。

4. 食物在来到你面前之前，被注入了很多能量。在吃之前，请花一点儿时间对此表示感激。比如，人们努力劳作让食物生长，并将它带到你面前。大自然提供了养分、雨水和阳光。可能还有一些

人对其进行烹饪、清洁或包装。在脑海中想象：来
自四面八方的能量汇聚在一起，造就了眼前的这
个食物。

5. 现在，慢慢拿起食物。如果你正在使用餐具，留
意你触碰到餐具时的体验。正念地觉察食物或餐
具在你手中时你的感觉。食物是硬的还是软的，
凉的还是热的？

6. 将食物放进嘴里，留意你咀嚼和吞咽食物的渴望。
先不要咀嚼，感觉一下食物的温度。让它在嘴里
待一会儿，你能感觉出它的形状吗？

7. 在开始咀嚼时，留意食物的口感。继续咀嚼，口
感开始变化了吗？留意食物的味道。你可能只是
在给食物贴标签，比如"这是一颗树莓"。直接去
感受食物的味道或许对你来说有点儿困难，尝试
更深入地去探索一下。此刻是否有不同种类的味
道？持续咀嚼，留意味道的变化。

8. 在开始吞咽时，关注吞咽的体验。食物通过喉咙
时，有什么感觉？你也可能会注意到有想赶快再
吃一口的渴望。暂停一会儿，留意口腔里是否有

任何遗留的味道。

9. 可以继续以这种方式进食，提醒自己慢下来，保持临在。继续留意当下的任何体验，比如视觉、气味、味道、感觉和想法。

10. 在结束进食后，可以感恩食物，感谢它为身体带来滋养。感恩食物的能量，感恩生命，让心在这种感恩之情中休息。

变得不耐烦

正念进食是一种需要耐心的练习，同时也需要一定的自我掌控。尝试缓慢进食，往往需要克制自己想快速进食的强烈渴望。通常情况下，我们中的大多数人都是在咀嚼上一口食物时就开始准备吃下一口。正念进食的基础是缓慢进食。如果想吃的渴望占了上风，那就暂停一下，呼吸，放慢速度。

6

练习

身体扫描

时间：10 分钟

身体扫描是很多传统正念练习的基础。我第一次接触到这个练习是通过一位治疗师。不过，在许多佛教传统、MBSR 课程以及瑜伽课程里也都有这个练习。通过扫描身体，我们可以更清晰地知道自己体验到的感觉，大脑也在学习如何休憩于当下的体验之中并且专注在眼前的事物上。

步骤

1. 如果可以的话，请找到一个让你充满能量感的姿势坐着，上半身保持直立而不僵硬。闭上眼睛，可以稍微调整一下姿势以使自己保持舒适。做几次深呼吸，回到对当下呼吸的体验上。

2. 将觉知带到头顶。在这个部位，你有哪些感觉？无须修正什么，不用解决任何问题，也不需要寻找任何特殊的感觉。

3. 将觉知向下移动，来到额头和眉毛的部位。你可能会感觉到皮肤表面空气的温度，可能会有一些紧张感，也可能仅仅是不痛不痒的感觉。不管感觉是怎样的，都带着正念去觉察它们。

4. 将觉知带到脸颊和下巴。无须太用力，以轻松的觉知温柔地观察身体的感觉。

5. 现在，感受鼻孔和上嘴唇的感觉。虽然这里可能有很多感觉，但呼吸往往是最明显的感觉。感受每一次吸气和呼气时的感觉。

6. 接着，感受嘴巴，将注意力放在舌头、嘴唇和牙齿上。留意舌头是如何休息的，感受唾液，留意口腔内的任何动作。

7. 将注意力转移到上半身。将觉知慢慢地移动到颈部、肩膀外侧，并向下移动到手部。让身体的每一个部位都休息一会儿，耐心地观察当下的一切。

8. 将觉知带到肩膀后侧，继续向下，感受脊柱、后背的肌肉以及呼吸带来的扩张和收缩的感觉。

9. 现在将觉知转向躯干的前侧，从胸部开始，你可能会感觉到覆盖在你身体上的衣服或者你的呼吸。继续将注意力向下移动到胃部和腹部，你可能会留意到饥饿或与消化相关的感觉。

10. 让觉知来到骨盆和臀部，再向下来到双腿和双脚。留意接触点、关节处的感觉以及此刻可能出现的任何紧张感。

11. 当你扫描到脚趾尖时，感受身体作为一个整体的感觉。从头到脚，与身体的整体感觉在一起。试着感觉身体的轮廓、姿势以及呼吸给身体带来的细微变化。

睡前身体扫描

　　身体扫描是促进睡眠的最有效的练习之一。你可以把这个练习当作睡前练习，在躺下之后去做。从脚开始，慢慢向上移动，扫描整个身体。感受身体和床之间的接触，将温柔的注意力带到全身。将呼吸带入身体里每一个感到紧张的部位，允许自己自然地放松。不要为了入睡或放松而让自己变得紧张。尝试带着友善的觉知从脚到头地扫描全身。

练习

数呼吸

时间：10分钟

　　关于专注力，曾有人说过："专注让我们可以真正地享受自己正在做的事情，不管是在乡下漫步还是在阅读、写作、谈话或者思考。并且，专注让我们能够更清晰地和更深入地思考。"

　　第一次开始这个练习时，你可能会发现大脑经常走神。专注力练习通过给大脑安排任务来帮助你训练大脑保持专注。像正念练习一样，专注力练习也需要花费一定的时间。当注意力不集中时，就将它拉回来。一段时间以后，大脑就会学着保持专注并且自然而然地放下那些令人分心的想法。

步骤

1. 请找到一个舒适的坐姿，可以坐在椅子或者垫子上，后背保持直立而不僵硬。简单地检查一下身体。放低肩膀，让腹部肌肉变得柔软，全身放松。

2. 留意一下，你可以在身体的哪些部位感觉到呼吸。可能是腹部、胸部或者是鼻孔。现在，挑选一个呼吸感觉最明显的部位，带着呼吸的感觉在这里休息。

3. 开始数呼吸。带着觉知吸气和呼气，数一。吸气、呼气，数二。继续这样，数到八。然后再从一开始数。

4. 请记住，数数可以为练习提供帮助，给大脑提供一些额外的需要关注的对象。这不是一项竞赛，不需要评估自己做得怎么样。

5. 如果走神了，就回到呼吸上。如果有必要，可以尽可能多地回到数字一上。留意评判的出现，放下所有对自己的苛求。

6. 像这样继续数呼吸，培养专注力。如果大脑走神了，留意它。如果大脑在集中注意力，也留意它。

7. 10 分钟之后，请睁开眼睛。继续今天的生活，留意大脑在何时集中注意力，又在何时走神。

调整数呼吸的方式

　　有很多方法可以练习数呼吸。专注力练习是非常重要的练习，它可以帮助我们培育正念，让我们在冥想时集中注意力，并且在日常生活中更多地保持临在。你也可以做一些微小的调整来增加练习的趣味性，以避免大脑进入自动导航模式：试着从一数到八，然后再从八数到一；或者尝试为每一次吸气和呼气计数，吸气时数一，呼气时数二；你也可以调整自己数的数。为自己探索最有效的方法吧。

8

练习

正念觉察身体

时间：10 分钟

在正念练习期间，尤其是在刚开始练习时，身体可能会感受到焦虑、疲惫或不安。你可以学习以充满关怀的和温柔的态度来回应这些感觉。做这个练习能为身体提供友善和关怀。在正念练习期间，可以用这种方法让身体平静下来。在日常生活中的任何时间都可以做这个练习。此外，只要留意到有困难出现，你都可以做这个练习。

步骤

1. 轻轻地闭上眼睛，调整身体姿势。吸气时，使背部向上伸展。呼气时，放松肌肉。像这样做几次深呼吸，让注意力回到身体，同时将能量带入身体，放松身体。

2. 花些时间在对身体的觉知之中休息。可以运用"接触点"练习或"身体扫描"练习来帮助自己稳定下来。不要强迫大脑去做任何事情，让自己在对当下的觉知之中放松。

3. 与你的意图保持联结，让自己保持平静和自在。你可能会感受到身体的紧张、焦虑或不适，请注意，你对身体最自然的愿望就是保持舒适。

4. 为身体提供一些充满慈爱的祝福语。作为我们与自己的意图联结的一种方式，这些祝福语可以帮助我们照顾身体。试着缓慢地说出这些话语，体会这些话语的内涵。你可以在每一次呼气时念出一句。带着更加关爱自己的意图，说出这些祝福的话语：

> 愿我身体轻松。
> 愿我身体健康。
> 愿我轻松自在地与身体共处。

5. 接着，让觉知来到吸引你注意力的某个特定身体部位。不管此刻你留意到哪个部位，请对这个部位说一些充满慈爱的祝福语。

6. 继续开放觉知，留意身体上感到不适或疼痛的任意部位。识别这种不适感，为其提供一些充满关怀的祝福语。简单来说，"关怀"就是用一颗温柔开放的心去面对疼痛。试着使用以下话语：

> 愿我的＿＿＿＿＿（身体部位）从不适中获得解脱。
> 愿我关注到这种不适。
> 愿我对这种不适保持临在。

7. 与这一身体部位的不适感共处片刻之后，再次开放觉知。你身体的哪个部位还有不适感？请给那个部位也送去一些充满关怀的祝福语。

8. 根据需要，可以尽可能多地重复这一练习。

· 祝福语 ·

冥想中的祝福语是帮助我们联结自己意图的一种方式，它们是祈祷语中的一种，通过不断重复的词句来帮助我们集中注意力。如果你决定体验一下，请注意，可能对你来说，本练习中（以及全书范围内）使用的传统词汇让你感到不太真实。不过这都没关系，你可以，并且也应该去创造一些符合个人体验的、更为贴切的词句。说实话，有时我无话可说时，也可能会来一句"这真讨厌"。我也喜欢说"我爱你，请继续"这样的话语。在练习时，当你静静地说出这些祝福语时，请在大脑中让自己的觉知也安住在这些祝福语上。如果你所在的地方允许的话，你也可以试着大声说出这些祝福语。尝试不同的话语，看看哪些让你感觉被支持、被关爱，并且感觉更真实。

9
练习

给予和接收

时间：10 分钟

　　你可以通过很多不同的呼吸方式来辅助练习，比如你可以把它作为一个工具用来帮助你变得更加平和与更有接纳力。这个冥想练习可以培养你对自己和对周围的人的关爱和仁慈之心，因此，这既是一个正念练习也是一个慈悲练习。在整个练习中，请留意自己的内心是否有任何抗拒。如果大脑走神了，请将它带回到身体的呼吸上来。

步骤

1. 温柔地闭上眼睛，把注意力带到当下。留意一下你所在的地方。你能感觉到身体的哪些感受？你听到了什么？你在哪里？除了观察你此时此刻的体验，无须做任何其他事情。

2. 将觉知带到你能感受到呼吸的身体部位。对于这个练习而言，胸部是个不错的选择。让自己与身体的呼吸在一起并停留 1 分钟，感受吸气和呼气的来来回回。

3. 带着对自我接纳的意图开始"给予和接收"练习。在吸气时，想象自己吸入了"接纳"。在呼气时，放下自我评判。像这样做几次深呼吸。

4. 在每次吸气时，带给自己一些轻松平和。在每次呼气时，放下压力和焦虑。你可以视觉化地想象吸入了"轻松"的光芒，呼出了"黑暗"的压力。

5. 现在吸气，让自己学着宽恕。你无须进入任何关于"宽恕"的故事情节中，也不用将它合理化，只是去设定一个宽恕自己的意图。当你呼气时，让自己放下怨恨。

6. 放下宽恕和怨恨，想象自己被所爱之人围绕着。对照前面的吸入"接纳"和呼出、放下自我评判，这次调换一下。在吸气时，带入他人进行自我评判时的痛苦。在呼气时，接纳你所爱之人。

7. 继续在吸气时带入他人的压力和焦虑，然后在呼气时给予轻松与平和。创造空间，去抱持他们的压力，但是不要把这些压力扛在自己身上。通过接纳，你已经带着慈悲留意到了别人也会有的困难经历。

8. 最后，吸气，带入这些人对他们自己可能有的怨恨。呼气，向他们传递宽恕。

9. 10分钟后，轻轻地睁开眼睛。让身体回到正常的呼吸节奏。记住，你在一天中的任何时候都可以回到这个练习中来。

· 调整练习 ·

　　可以采取多种方式进行这个练习：可以尝试选择不同的困难经历并给予其关爱，也可以和当下出现的任何感觉在一起。如果你注意到有自我评判升起，那就练习一下：吸气时，识别你正在经历的自我评判；呼气时，祝福其他人能够从自我评判中解脱。这个练习可以帮助我们不至于迷失在困难和痛苦之中。

10

身体觉知

时间：10分钟

相对于本练习来说，此前进行的"身体扫描"练习（练习6：身体扫描）是一个非常有用的准备练习。本练习无须扫描身体，只是让觉知在某个特定的身体部位休息。这个练习更多的是开放觉知，为感受身体中的情绪并对其进行慈悲的回应奠定基础。和"身体扫描"练习（或其他任何练习）一样，你可以随时回到这个练习中来。

步骤

1. 请找到一个舒适的冥想姿势。做这个练习时，你可以躺下来。但是如果感到疲惫或是有睡意，你可以在冥想时坐着，让上半身保持直立。

2. 留意可以感觉到呼吸的身体部位。选择呼吸感觉最强烈的部位，将全部注意力放在这里。可以使用简单的话语，如"吸入、呼出"。在大概1分钟的时间里，给大脑留一些空间来安住于这个练习。

3. 将觉知扩展到整个身体。从头部到脚趾，识别任何吸引你注意力的身体感觉。不需要寻找任何特殊的感觉。伴随着呼吸，耐心地等待身体的感觉出现。

4. 当一些身体的感觉出现时，观察它们。用一个词语去标记感觉可能会有帮助，这可以帮助你识别身体的感觉是从哪里出现的。例如，当膝盖感到疼痛时，标记"膝盖"；当胸腔感觉到呼吸时，标记"胸腔"。无须标记这是什么感觉，只须标记这种感觉在哪里。

5. 关注呼吸的感觉，让觉知回到身体中你所关注的呼吸部位。继续观察呼吸，直到另一种感觉出现。

6. 继续这个练习，在呼吸和身体的其他感觉之间转换注意力。每一次当注意力被拉到身体的其他部位时，请与这个身体部位在一起并停留片刻，然后再回到呼吸上。要去了解身体并带着好奇心去探索它的体验。

补充练习　如果想增加额外的练习，可以在本练习的步骤 3 之前加入"身体扫描"练习。这样可以让你放松并且使你更能适应身体的感觉。

身体的疼痛

如果身体感到持续的疼痛或不适，这可能会持续吸引你的注意力。不管你多少次想要转移自己的注意力，注意力总是会被带回到这个疼痛的部位。如果这种情况发生，请注意，或许这个部位需要更多充满关爱的注意力。尝试用初学者心态来看待疼痛。给自己的身体提供一些自我关怀的语句，哪怕一句简单的"没关系"也可以。

11

练习

正念行走

时间：10 分钟

在佛教诸多传统中，行走冥想是一种很常见的练习，但是在西方的冥想文化中，这种冥想练习却在很大程度上被忽视了。备受赞誉的佛学导师杰克·康菲尔德（Jack Kornfield）曾说过："行走冥想的艺术在于行走的时候保持觉知，运用自然的步伐来培育正念并且让你更加觉醒和保持临在。"如同你在坐姿冥想中将觉知带到身体一样，行走时，你也可以把觉知带到身体。

步骤

1. 练习行走冥想，首先要找到一个 3 ～ 4.5 米长的步

道。你可以在房间里行走，也可以在户外的院子
里或者任意一个足够大的空间里练习。

2. 安静地站立一会儿，然后闭上眼睛。去感觉身体
的姿势、踩在地上的双脚以及你体验到的任何
挪动。

3. 睁开眼睛，决定一下先迈哪只脚。抬起这只脚，
感受脚底离开地面的感觉。向前移动这只脚，感
受它再次与地面接触时的感觉。

4. 抬起另外一只脚，带着同样的觉知将注意力放在
身体的体验上。请记住，这既是一个正念练习，
也是一个培养专注力的练习。如果走神了，就让
注意力回到脚的感觉上来。

5. 行走 3 ～ 4.5 米的距离以后，就可以带着正念转
弯。在调转方向时，留意臀部、腿部和躯干是如
何协调以帮助身体转向的。慢慢走，每 3 ～ 4 秒
走一步。

6. 可以尝试在练习中加入几个简单的词语。抬脚时，
在心中默念（或小声地说出）："抬起。"向前移动
脚时，在心中默念："移动。"把脚放低时，默念：

"放下。"

7. 在练习的尾声，请安静地站立片刻。结束练习之后，在回到日常生活中时，你也可以通过这样的方式来保持对身体的正念。

遵循自己的道路

做这个练习时，既可以光脚也可以穿鞋。任何方式都是可以的，看看哪种适合你。如果打算练习更长的时间，可以尝试在练习中融入对身体其他部位的觉知。留意腿部或臀部的肌肉，感受腹部肌肉的活动。如果注意力"跑"到别的事情上了，留意它去了哪儿。如果你在思考，请标记"思考"；如果一些东西吸引了你的目光，就标记"看见"；如果一个声音吸引了你的注意力，则标记"听见"。

为了养成正念行走的习惯，可以多关注日常生活中的行走体验。不管是在工作单位附近还是家里，在走向公交车或私家车的路上时，你都可以去感受脚部的感觉。放慢速度——慢速行走需要更多的注意力。如果发现自己的速度变快了，将它作为一个慢下来的提示，然后回到练习中。

12

关爱自己

时间：10 分钟

慈爱（metta）或慈心（loving-kindness）冥想练习可以帮助我们友好地回应自己的大脑。不幸的是，我们的想法并不总是听我们的话，我们的身体可能会有不适感。慈心冥想练习让我们带着充满关爱和温柔的心去面对这些体验。这可以帮助我们在练习中和在日常生活中更清晰地看待事物。在慈心冥想练习中，不需要外物，只需要转向自己内在充满关怀与爱意的、本自具足的心。

> 你无须寻找爱，只须消融自己构建的阻碍。
>
> ——鲁米（Rumi）

步骤

1. 请找到一个舒服的坐姿，温柔地闭上双眼。首先，尝试带着友善去感受自己的身体。倾听它，看看是否需要调整姿势以让自己感觉更舒适。这个练习并不是要让你睡着，但是你可以允许自己在练习中更放松。

2. 首先，留意自己想要开心的渴望。不需要深入挖掘什么可能会让你感到开心，只需要发现你希望自己轻松和舒适的自然愿望。试着对自己说："是的，我想要快乐。"

3. 心里带着这样的意图，送给自己一些充满慈爱的祝福语。在脑海中找到一些语句，慢慢地把它们说出来。即使此刻无法完全地感受到这些语句所表达的意思，也请与它们背后的意图联结。可以使用以下语句：

愿我开心。

愿我健康。

愿我安全。

愿我轻松自在。

4. 找到念诵这些语句的节奏。可以在每次呼气时说
一句，或者在每隔一次呼气时说一句。在说出这
些祝福语时，将觉知完全放在这些祝福语和更深
的意图上。

5. 如果走神了，让注意力回到你心中的祝福语上。
留意任何自我评判或对自我关爱有所抵抗的感觉
和想法。

6. 只要感到舒服，你就可以花更长的时间与这些祝
福语在一起。我推荐从 10 分钟开始。

• 没有感觉到它 •

在培育对自己的善意时，你可能没有真正"感
觉到它"。但在其他时刻，你可能会有许多爱和关
心的感觉。放下所有的评判，继续开放内心。这是
一个可以帮助我们培育友善品质的练习。如果你在
冥想练习中没有展现友善的品质，要知道，未来你
需要采取行动去创造这种充满关爱的感觉。

13

练习

从想法中"脱钩"

时间：15 分钟

想法是每个人的人生体验的一部分。你无须为了练习而把它推开——这个练习就是要让你学着将注意力从想法上带回来。一旦想法将你的注意力拉走了，你要怎样才能放下想法走出来呢？这个练习为你从那些想法中"脱钩"提供了一种方法：很简单，就是让它们如其所是。不需要将想法推开或者拒绝它们的出现，你可以觉知思考着的大脑，同时不被其影响。

步骤

1. 让自己在坐姿中安定下来，闭上眼睛。留意大脑和身体中的能量。在进行了一段时间的正念练习后，你可能会注意到你身心中所贮存的一天的能量。大脑可能会很活跃，身体可能会感到能量满满。或者，你可能会注意到身心中有一些挥之不去的焦虑。

2. 想象一个转动的小雪球，它用全部的能量旋转着。在你休息的时候，小雪花会轻轻地落在地上。把自己想象成一个小雪球，你的每一个想法都是一片雪花。通过这种方式，观察每一个想法像雪花一样落在地上。不要强迫自己平静下来，让它慢慢地、自然地发生。

3. 大约 1 分钟之后，将注意力带回到身体内的呼吸上。选择一个最容易感受到呼吸的部位——可能是胸腔、腹部、肩膀或鼻孔。观察呼吸时身体的感觉。如果觉得有帮助的话，你可以继续运用"数呼吸"（练习 7：数呼吸）的练习方法。

4. 花几分钟时间来观察呼吸，如果走神了就将注意力带回来。继续想着雪球的形象，当想法开始出现时，观察它们，直到它们慢慢落下来。

5. 在专注呼吸几分钟之后，让觉知对想法和整个精神状态开放。走神之后，可以不用回到呼吸，而是去留意大脑在做什么。你可能会注意到自己在做计划、在幻想、在"解决问题"或者在重播过去的经历。无论你观察到大脑在干什么，都让它如其所是。

6. 当你识别出一个想法时，会发生什么？不要试着去投入到想法里，但也不要将它推开。允许它存在，并且允许它以自己的方式存在。看看你能否看着想法按照它自己自然的轨迹经过并离开大脑。

7. 回到呼吸上来，耐心地等待另一个想法出现。留意它、观察它，然后再次回到呼吸上来。继续对呼吸和想法保持正念。

8. 你如果在想法中迷失或是偶尔走神，请留意这件事。如果头脑中升起了自我评判，也像留意其他任何想法一样留意它。你总是可以花几分钟时间回到呼吸上来以让自己更加稳定，然后再继续进行练习。

照顾你的精神状态　留意你的精神状态。如果
大脑变得焦虑或沮丧,承认它。这样的精神
状态可能会和具体的想法一起出现,也可能
不会。

————● 具有诱惑力和欺骗性的想法 ●————

　　思考着的大脑有时会变得狡猾和有吸引力,特
定的想法(或者想法模式)具有能够立刻拉走我们
的注意力的威力。虽然你也许能够轻松地从特定的
想法中 "脱钩",但是另一些想法可能更强大。去
识别这些想法模式以及去了解是什么类型的想法在
持续控制你的觉知。在发现自己被这些想法中的一
个抓住时,对这种欺骗性的想法报以微笑,然后继
续尝试即可。

14

练习

给大脑提供能量

时间：10 分钟

在进行冥想练习时，大脑可能会变得无精打采或昏昏欲睡。在这个小练习中，你将采用不同的方式来让大脑变得更有能量、更加警觉。你也可以将这些方法融入其他练习中，让自己在冥想中变得更加清晰。

步骤

1. 请闭上眼睛找到一个舒服的冥想姿势。一开始，请专注在对身体呼吸的体验上。让自己与每一次吸气和呼气在一起，留意身体伴随着呼吸的自然起伏，休憩于此。

2. 要为大脑注入能量，可以先从呼吸开始。吸气时，吸入一种"能量感"和觉知。向上伸展身体，伸直背部，打开胸腔。呼气时，呼出困倦和干扰。

3. 一两分钟之后，可以睁开眼睛——让光线进入眼帘，这样可以帮助我们保持清醒和放松。继续用呼吸来练习，留意任何吸引你注意力的事物。

4. 几分钟之后，站起来。睁开眼睛，站好，让自己清醒警觉。站起来没有坐着时那么容易睡着。

5. 在将要结束这个练习时，花点儿时间活动一下身体，让它重获能量。当你运动时，去感受你的肌肉里的温热感，然后回到你的日常生活中去。

对抗困意

在正式的冥想中，你可能会注意到大脑会变得疲乏困倦。像本节中这样的练习可以融入日常练习中，帮助大脑保持清醒状态。如果留意到有困意出现，不要否认它，它就是当下。承认大脑累了，试着不去评判。也要知道，如果给大脑更多机会休憩于安静之中，随着时间推移，它就不会那么困了。

15
练习

感恩的态度

时间：15分钟

　　这个练习的意思是"感恩快乐"（appreciative joy）。它也可以被简单地理解为活在关爱此刻的快乐中。随着你训练大脑去感受喜乐，你也会获得很多益处。你会感觉自己被更多的快乐填满，并且更容易识别生活中的快乐，并训练大脑将快乐视为一种重要的体验。

> 　　每一次当你欣赏美好的事物时，大脑都会建立起一点神经结构。每天练习几次，日积月累，你就可以逐渐改变你的大脑，以一种最意义深远的方式去感知和行动。
>
> ——里克·汉森（Rick Hanson）
> 《佛祖的大脑：快乐、爱和智慧的实用神经科学》
> （*Buddha's Brain: The Practical Neuroscience of Happiness, Love, and Wisdom*）

步骤

1. 请找到一个舒适的坐姿，在开始练习前就保持放松状态。在你呼吸时，随着每一口吸气感恩生活。呼气时，放下大脑或身体里所有的紧张。

2. 在大脑中回忆一下你最近经历的快乐时刻。可以是很小的一件事，比如与一位朋友会面，观赏日落，或者只是夜晚躺在床上的简单快乐。在想到某些事的时候，允许自己去感受这种体验给自己带来的满足感。

3. 带着培育感恩之心的意图，为自己提供一些感恩快乐的祝福语。将这样的记忆留在脑海中，可以采用下面的祝福语：

愿我的快乐持久。
愿我的快乐加倍。
愿我享受当下的快乐。
愿我感恩生活中的快乐。

4. 如果你的体验更像是"满足"和"轻松"，那么可以用一些能引起你共鸣的词语去替代上述祝福语。

你了解自己的经历，请真实地面对自己。

5. 在脑海中默念这些祝福语，并找到练习的节奏。把注意力集中在祝福语、感恩快乐的意图以及记忆中的满足感上。

6. 5分钟之后，放下大脑中的记忆和这些祝福语。回想一下最近你生活中体验到幸福的人。在脑海中想象这个人的形象，观察到他们的快乐时，请微笑。

7. 就像你为自己做的那样，也为他们提供一些感恩的祝福语，为他们的快乐而感到快乐。可以使用下面的祝福语：

> 愿你的快乐持久。
> 愿你的快乐加倍。
> 愿你享受当下的快乐。
> 我为你感到快乐。

8. 当注意力不集中时，把它拉回到这些祝福语上，也可以把它拉回到你脑海中这个人非常快乐、面带微笑的画面上。然后再次默念那些祝福语，继续练习5分钟。

● 为何感恩如此重要 ●

　　在日常生活中，我们常常没有真正地感激那些令人满足的时刻，不管它们是小事儿还是大事儿。相反，大脑会记住困难和疼痛的时刻，或者痴迷于解决问题。运用这个感恩快乐的练习，可以不断地训练大脑重视快乐体验，不管它有多么微小。通过持续的感恩练习，你会更多地发现生活中的快乐。

16

练习

放松大脑

时间：10分钟

在这些练习以及日常生活中，你可能会发现，大脑会变得疲倦不堪和焦躁不安。虽然你并不总是能控制大脑，但可以帮助它更放松一些。学着帮助大脑放松可以帮助你更好地回应自己的想法和情绪，从而避免起反作用。当大脑反应过于活跃时，这个练习提供了一个训练它慢下来的机会，还可以帮助你练习自在和放松，而不用停留在那些困难的精神状态中。

步骤

1. 做这个练习时，你可以挺直身体地坐着或躺着。

如果你此刻正经历着焦虑和压力，躺下来可能会更容易放松。

2. 做几次深呼吸。吸气，完全地填满肺部。屏住呼吸一两秒钟，然后慢慢地呼气。在呼气时，试着慢慢地清空肺部。

3. 承认自己不可能控制大脑中出现的每一个念头，请与你的意图联结，放松大脑。如果此刻大脑中仍然有想法，就让它们在那里。给自己的大脑提供两句充满善意的简单的祝福语：

> *愿我的大脑轻松自在。*
> *愿我和我的大脑自在相处。*

4. 在呼气的同时说出这些祝福语，每呼气一次，就说出一句。倾听每一个字，试着与自己关爱大脑的意图联结。

5. 如果大脑中的各种想法又开始出现，就让注意力回到呼吸和祝福语上。即使你在走神前只能说一句祝福语，你也仍然在通往放松的途中继续练习着。

6. 完成这个练习，睁开双眼，回到日常的活动中。在这一天里，观察大脑，留意一下它不舒服或焦虑不安的情况。

> **转向同情心**　大脑和它的想法可能会在某些时刻变得很让人痛苦。你可能会体验到愧疚、焦虑或悲伤。在这些时刻，以上的祝福语可能不太合适，你可以转而使用一些富有同情心的祝福语。如果你感到受伤了，承认它，然后带着关爱面对疼痛。你可以尝试这句简短的祝福语："愿我对这种疼痛充满关爱。"

● 固执的大脑 ●

　　有时，大脑无法平静下来。你越是用力，它就变得越焦躁不安。如果你的大脑反应过激并且停不下来，那么试着改变你对这种体验的回应方式。不要强行使大脑平静，将你自身的能量集中于接纳大脑当下的状态，带着同情心去回应它。

17

无评判区域

时间：15 分钟

　　"留意"的练习是正念的基础，它在 MBSR 和内观冥想体系中很受欢迎。"留意"能帮助我们清楚地观察当下发生的事而无须沉迷在对事件的体验之中。这个"无评判区域"的练习可以把你对体验的评判从体验本身中分离出来。当你开始将二者分开时，也就能开始训练大脑学会放下。

步骤

1. 身体坐直，闭上眼睛。运用呼吸，邀请觉知和放松进入身体和大脑。吸气，向上伸展背部，将能量带到身体内。呼气，放下一切。放松下颌，向下放松肩膀，让肩膀远离耳朵，使腹部肌肉变得柔软。

2. 开始向身体的更多感觉开放觉知。可以按照练习10（身体觉知）中的指导，留意现在身体的感觉在哪里。利用片刻时间观察那种感觉，然后再让自己向身体的其他体验开放。

3. 在做了几分钟这个练习之后，如果大脑开始*评判*，留意一下。大脑可能会将一些体验或感觉标记为"好的"或者"对的"，可能会将其他体验或感觉标记为"不好的"或者"错误的"。不需要鼓励也不需要打击这些评判，当它们出现的时候，只是去留意就好。继续这样练习几分钟。

4. 现在，把注意力放在声音上。在听到某个声音时，意识到你"正在听"。如果大脑中有关于这个声音的评判出现，识别它，但是不要尝试对它做任何事。

5. 继续带着开放的心态进行练习。无论是听到了还是感觉到了什么，或是被某个想法吸引，都保持对你的体验的觉知。无论何时心里出现了评判，命名它，让它如其所是。不要想着将它推开，但也不要迷失在评判之中。

6. 最后用几次深呼吸结束这个练习，在你睁开眼睛之前，将觉知重新带回到身体中。

· 为了评判而评判自己 ·

　　通过这个练习，你可以学会直面评判。在发现评判出现的那一刻，你可能会习惯性地对评判本身进行评判（这就是擅长诡辩术的大脑又出来工作了！）。当这一切发生时，你能运用的最有用的方法就是自嘲。大脑也是一个有趣的存在，试着别对自己太认真。

18
练习

四要素

时间：20分钟

这个练习最早可以追溯到2500年前，它为我们审视自己的身体提供了一个不同的角度。刚开始做这个练习时，你可能会感觉不适应，你可以试着在这个练习上多花点儿时间。给自己一点儿时间去练习，利用这些要素深入探索你的身体。尝试带着开放的大脑，看看你能学到哪些关于自己的东西。请记住，正念是关于清晰地看见。从一个新的角度来观察事物能够带来这种清晰感。

步骤

1. 在一个放松的姿势中安定下来。闭上眼睛，将觉

知带到身体所处的地方，也就是你能体验到的身
体与外界接触的部位，比如踩在地板上的双脚、
放在膝盖上的双手或者坐在椅子上的身体。

2. 首先从大地或其他稳固形式的要素开始。无须费
力思考这是什么意思，只是开放地检查你在哪里
以及如何能感觉到这种稳固性。它可能来自你的
身体的骨骼结构、你所坐的椅子、你身体中任何
感到紧张的部位，或者你的肌肉放松时的重量感。
对于这些感觉，不要仓促略过，也不要试图推开
它们。当你感觉到身体内的如大地一样稳定的要
素时，和它在一起，做几次深呼吸。继续这种探
寻、识别，然后去感觉，同时做几次深呼吸。

3. 5分钟之后，将觉知转向空气或风这个要素。可以
从身体呼吸感觉明显的部位开始。你可以从哪里
感受到呼吸时的气体？——鼻孔、口唇和耳朵可
以帮助你了解空气要素。

4. 再过5分钟，将觉知转到水要素上。转向任何你
可以感受到的液体的感觉。它可能是你眼睛里的
湿润感、口腔中的唾液或者身体出的汗。或者可

能是你可以感觉到的你的肌肉的灵活性、你呼吸时气体的进进出出，甚至是你身体里血液的脉动。

5. 接着，将注意力带到身体中感觉温热或火热的部位。对于这一要素的理解是开放性的。因此，自己去寻找一下，看看能发现什么。它可能是接触到你的皮肤的空气的温度，或者是你身体中的特定部位比其他部位更热或更冷。观察有关温度的任何体验，不管是外部的还是内部的。

6. 在结束这个练习前，花一些时间把觉知放在身体这个整体上。呼吸时，感觉这四要素正协同工作来支持你，为你的身体注入能量。

——• 养成一个快速进行四要素练习的习惯 •——

　　如果要从本练习中拓展一个更快速的练习方法，你可以选择其中一个要素来进行专注练习。如果你明显感觉到焦虑和注意力不集中，大地要素的练习可以帮助你稳固自身。如果感到被卡住或很僵硬，那么空气或水要素的练习可以帮助你放松下

来。如果你经历了任何让你感到无助的状况，试着
与内在的火要素联络。

　　这个练习也可以作为主动冥想在全天应用。通
过呼吸和微风与空气要素联络。在走路时，当你感
受到移动步伐所带来的暖意时，留意火要素。这四
个要素经常会在我们体内以及外在世界最大限度地
呈现。给自己一个探索以不同方式去识别和体验它
们的自由。

19
练习

熟悉感受基调

时间：20 分钟

　　无论何时，当你觉知到一种体验，你就可以通过识别它的感受基调从更深层次去观察它。感受基调不是情绪。感受基调描述的是你正在经历的愉悦、不愉悦或中性的体验。一种感受基调可以和你通过感官（包括想法）所注意到的任何东西联结。通过留意感受基调，你可以不断加深对体验本质的理解。

步骤

1. 请在一个舒适的坐姿中安定下来。闭上双眼，专注于身体呼吸的感觉。你可以使用"数呼吸"练习（练习 7：数呼吸）来使大脑保持专注。在开始的几分钟里，请将注意力放在呼吸上，然后逐渐进入一种安稳的正念状态。

2. 将觉知带入整个身体。如同你在练习 10（身体觉知）中所做的那样，花几分钟时间只是去留意身体中出现了什么。不要做任何"好的"或者"坏的"的评判，只是留意身体感受到的实际体验。

3. 一旦你和自己的身体感觉一起停驻于当下，扩展觉知，囊括感受基调。承认身体的感觉，探寻这种感觉是愉悦的、不愉悦的还是中性的。如果喜欢的话，也可以做一次身体扫描练习（练习 6：身体扫描），留意身体每个部位的感受基调。

4. 5 分钟之后，将听觉纳入练习中。当声音进入了觉知，留意你在听什么，观察它的感受基调。继续带着对身体和声音的觉知练习 5 分钟。

5. 最后，将想法纳入觉知。无须精准地深入到你的所思所想中——如果一个想法出现了，并且有与之相关联的感受基调，去识别它。然后再回到开放的觉知，等待下一次体验出现。

6. 休憩于开放的正念中可以为走神留有空间。请记住，在这个练习中，你总是可以回到呼吸这个锚定点上来。不要犹豫，只要回到呼吸上一两分钟，就可以把注意力拉回来。

7. 做几次深呼吸，睁开眼睛。在今天余下的时间里，看看能否将你所见所闻和所感的东西与感受基调联结起来。

> **对变化保持开放**   感受基调并不稳定，也不固定。可能你在这一刻发现一种体验是愉悦的，到了下一刻，可能又感觉不太愉悦。记得去练习初学者心态，保持好奇心和开放。

• 不清楚 •

有些体验可能没有一种清晰的感受基调。虽然一般来讲，我们会有愉悦的、不愉悦的以及中性的感受基调，但是也可以有其他选项。如果不知道有什么感受基调，那就说："我不知道。"如果感觉好坏参半，那就说："好坏参半"。如果感受基调不明显，也无须紧张。保持坦诚，为自己的个人体验感到荣耀。

20

情绪体验

时间：15分钟

情绪的出现是复杂的，但是可以简单地把它理解为是身体感觉和想法模式的组合体。在正念地进入情绪体验时，你就可以将其制服，并且能把自己从它的力量中抽离出来。带着智慧和关爱，就能够放下感觉，而不是让它控制你。

你的身体和大脑都是独特的，有着特别的经历和情境体验。没有人能给你提供一个标准的公式来为所有的情形和大脑状态做导航。只有通过一种全新的开放的方式聆听内在，才能够让你在任何时间都能觉察出什么是最治愈、最能带给自己自由的。

——塔拉·布莱克（Tara Brach）《真正的庇护所：
在你觉醒的内心找到平和与自由》

(True Refuge: Finding Peace and Freedom in Your
Own Awakened Heart)

步骤 🐷

1. 找到一个让你感到舒服并有益于进行正念练习的
   姿势。从整体上来讲，你可能知道什么姿势对你
   来说最好，对任何可以做的调整保持开放。花几
   分钟时间探查身体以及当下的状态。

2. 在大脑中回想最近的一次快乐的体验。试着尽可
   能多地回忆一些关于这件事情的细节。将这次经
   历视觉化，给它留有一定的空间让它在大脑和身
   体内呈现。

3. 和这种情绪体验在一起时，近距离地探索它。这
   种快乐是什么？留意身体里的感觉。你可能会注
   意到肩膀的放松、更加和缓绵长的呼吸或者胸部
   的温暖感。没有什么是应该或者不应该被感觉的，
   只是去识别自己的快乐经历即可。

4. 将注意力转向伴随着这种身体感觉的精神状态。

当你休憩于这种快乐的记忆时，大脑中发生了什么？留意一下它是平静的、活跃的、激动的，还是轻松的，答案没有对与错。让自己熟悉这种快乐的体验。

5. 现在，请对近期的一次不愉悦的经历做相同的练习。可以选择一个让你感到有压力、紧张、沮丧或者伤心的时刻。请避开这些非常强烈的情感经历，比如激烈的争吵、同事间的争执。相反，从一些细小的不愉悦的体验开始，比如乘坐公共交通工具或在拥挤的商店购物。

6. 探索大脑和身体中的这种经历，与它们在一起休息几分钟。

7. 在练习的尾声，花几分钟时间回到身体和呼吸上。在睁开眼睛之前，做几次深呼吸，让大脑放松。

处理开放的情绪

无须故意唤起过去的情绪，在这个练习中，你能做的是带着开放的觉知与任何升起的情绪在一起。如果你可以带着正念耐心地等待，就有机会观察到情绪是如何来来去去的。随着时间的推移，识别情绪的这种转瞬即逝的本质可以帮助你不再受制于它。在一天中的任何时候，你如果留意到自己有某种情绪体验，可以随时停下来做这个练习。

21

安稳与灵活

时间：15 分钟

平静是一种能够在体验中保持稳固和安定的品质。在你留意到痛苦时，带着同情心去回应，你就不会在无法预料的事情中失去平衡。平静练习可以为大脑培育一种既安稳又灵活的状态，尤其是在经历紧张情绪时。

> 平静的现代定义：冷静。它指的是在任何情况下都可以让大脑保持稳定和冷静。
>
> ——阿兰·洛科斯（Allan Lokos）
> 《微小的平和：开启智慧生活的有效练习》
> （Pocket Peace: Effective Practices for
> Enlightened Living）

步骤

1. 请闭上眼睛，找到一个合适的姿势。将你的觉知带到你当下的体验中。留意声音、身体的感觉和你整体的精神状态。

2. 开放觉知。在一些事情出现时，让觉知转向大脑，留意你是在哪里失去了平衡。特定的声音、想法或身体的感觉可能会引发强烈感情，并将大脑从平静状态中拉走。带着觉知与这种平衡在一起待5分钟。

3. 在脑中回忆一位你深切关爱的人。与关爱这个人的意图联结。感受一下，虽然你可能关爱这个人，但并不能控制他的快乐。对他运用一些平静的祝福语：

愿你快乐。
愿你能掌控自己的快乐。
你的快乐取决于你的行动，而非我对你的
祝福。

4. 5分钟之后，让觉知转向另一个你关爱的人。尝试着找到一个现在正经历一些疼痛和苦难的人。带着关爱的意图去联结，但是让自己保持稳定，并运用下面这些富有同情心和平静感的祝福语：

> 愿你从痛苦中得到解脱。
> 愿你关心痛苦并采取行动。
> 你的自由取决于你的行动，而非我对你的
> 祝福。

5. 最后，再回想一位近期正体验着快乐生活或成功的人。采用一些感恩快乐的祝福语，与你的平静感联结。

> 愿你的快乐持久。
> 愿你能掌控自己的快乐。
> 你的快乐握在你的手中，它并不依赖于我对你
> 的祝福。

6. 在念完这些祝福语之后，睁开眼睛，回到日常生活中。感受快乐就掌握在自己手中。为努力练习的自己感到自豪，并为自己激发快乐。

变得漠不关心

平静也有一个"近敌"——漠不关心。这个"近敌"拥有一个看似与平静相同实则对冥想练习没有帮助的特质——根本不关心。事实上,平静是带着关心和稳定去关注你的经历,而漠不关心则是让你从所有经历中全身而退,停止关爱。在练习时,要小心这种漠不关心和冷漠。如果有这样的情绪出现,回到慈心祝福语上,让自己重新与内心的自然关爱部分联结。

Peace&Love

禁止蕉绿

就是爱 允许

我很放松
我很强大

放青松

心态好了
人生就顺了

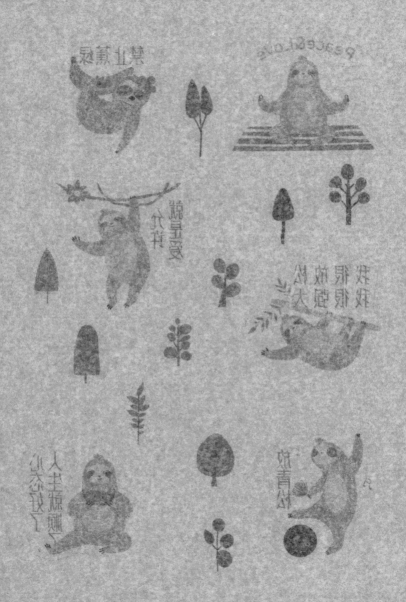

CMP BOOKS

打开心世界 · 遇见新自己

华章分社心理学书目

扫我！扫我！扫我！新鲜出炉还冒着热气的书
籍资料、有心理学大咖降临的线下读书会的名
额、不定时的新书大礼包抽奖、与编辑和书友
的贴贴都在等着你！

扫我来关注我的小红书号，
各种书讯都能获得！

机械工业出版社
CHINA MACHINE PRESS

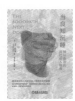

当良知沉睡
辨认身边的反社会人格者

[美] 玛莎·斯托特 著

吴大海 马绍博 译

- 变态心理学经典著作，畅销十年不衰，精确还原反社会人格者的隐藏面目，哈佛医学院精神病专家帮你辨认身边的恶魔，远离背叛与伤害

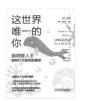

这世界唯一的你
自闭症人士独特行为背后的真相

[美] 巴瑞·普瑞桑
汤姆·菲尔兹－迈耶 著

陈丹 黄艳 杨广学 译

- 豆瓣读书 9.1 分高分推荐
- 荣获美国自闭症协会颁发的天宝·格兰丁自闭症杰出作品奖
- 世界知名自闭症专家普瑞桑博士具有开创意义的重要著作

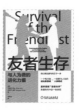

友者生存
与人为善的进化力量

[美] 布赖恩·黑尔
瓦妮莎·伍兹 著

喻柏雅 译

- 一个有力的进化新假说，一部鲜为人知的人类简史，重新理解"适者生存"，割裂时代中的一剂良药
- 横跨心理学、人类学、生物学等多领域的科普力作

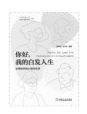

你好，我的白发人生
长寿时代的心理与生活

彭华茂 王大华 编著

- 北京师范大学发展心理研究院出品。幸福地生活，优雅地老去

读者分享

《我好，你好》
◎读者若初

有句话叫"妈妈也是第一次当妈妈"，有个词叫"不完美小孩"，大家都是第一次做人，第一次当孩子，第一次当父母，经验不足。唯有通过学习，不断调整，互相理解，互相接纳，方可互相成就。

《正念父母心》
◎读者行木

《正念父母心》告诉我们，有偏差很正常，我们要学会如何找到孩子的本真与自主，同时要尊重其他人（包括父母自身）的自主。
自由的前提是不侵犯他人的自由权利。或许这也是"正念"的意义之一：摆正自己的观念。

《为什么我们总是在防御》
◎读者 freya

理解自恋者求关注的内因，有助于我们理解身边人的一些行为的动机，能通过一些外在表现发现本质。尤其像书中的例子，在社交方面无趣的人总是不断地谈论自己而缺乏对他人的兴趣，也是典型的一种自恋者类型。

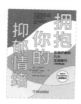

拥抱你的抑郁情绪
自我疗愈的九大正念技巧（原书第 2 版）

[美] 柯克·D. 斯特罗萨尔 著
帕特里夏·J. 罗宾逊

徐守森 宗焱 祝卓宏 等译

- 你正与抑郁情绪做斗争吗？本书从接纳承诺疗法（ACT）、正念、自我关怀、积极心理学、神经科学视角重新解读抑郁，帮助你创造积极新生活。美国行为和认知疗法协会推荐图书

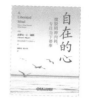

自在的心
摆脱精神内耗，专注当下要事

[美] 史蒂文·C. 海斯 著
陈四光 祝卓宏 译

- 20 世纪末世界上最有影响力的心理学家之一、接纳承诺疗法（ACT）创始人史蒂文·C. 海斯用 11 年心血铸就的里程碑式著作
- 在这本凝结海斯 40 年研究和临床实践精华的著作中，他展示了如何培养并应用心理灵活性技能

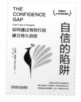

自信的陷阱
如何通过有效行动建立持久自信（双色版）

[澳] 路斯·哈里斯 著
王怡蕊 陆杨 译

- 本书将会彻底改变你对自信的看法，并一步一步指导你通过清晰、简单的 ACT 练习，来管理恐惧、焦虑、自我怀疑等负面情绪，帮助你跳出自信的陷阱，建立真正持久的自信

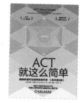

ACT 就这么简单
接纳承诺疗法简明实操手册（原书第 2 版）

[澳] 路斯·哈里斯 著
王静 曹慧 祝卓宏 译

- 最佳 ACT 入门书
- ACT 创始人史蒂文·C. 海斯推荐
- 国内 ACT 领航人、中国科学院心理研究所祝卓宏教授翻译并推荐

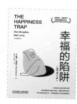

幸福的陷阱
（原书第 2 版）

[澳] 路斯·哈里斯 著
邓竹箐 祝卓宏 译

- 全球销量超过 100 万册的心理自助经典
- 新增内容超过 50%
- 一本思维和行为的改变之书：接纳所有的情绪和身体感受；意识到此时此刻对你来说什么才是最重要的；行动起来，去做对自己真正有用和重要的事情

生活的陷阱
如何应对人生中的至暗时刻

[澳] 路斯·哈里斯 著
邓竹箐 译

- 百万级畅销书《幸福的陷阱》作者哈里斯博士作品
- 我们并不是等风暴平息后才开启生活，而是本就一直生活在风暴中。本书将告诉你如何跳出生活的陷阱，带着生活赐予我们的宝藏勇敢前行

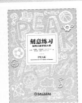

刻意练习
如何从新手到大师

[美] 安德斯·艾利克森
罗伯特·普尔 著

王正林 译

- 成为任何领域杰出人物的黄金法则

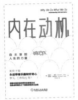

内在动机
自主掌控人生的力量

[美] 爱德华·L.德西
理查德·弗拉斯特 著

王正林 译

- 如何才能永远带着乐趣和好奇心学习、工作和生活？你是否常在父母期望、社会压力和自己真正喜欢的生活之间挣扎？自我决定论创始人德西带你颠覆传统激励方式，活出真正自我

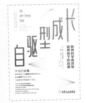

自驱型成长
如何科学有效地培养孩子的自律

[美] 威廉·斯蒂克斯鲁德
奈德·约翰逊 著

叶壮 译

- 当代父母必备的科学教养参考书

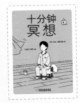

十分钟冥想

[英] 安迪·普迪科姆 著

王俊兰 王彦又 译

- 比尔·盖茨的冥想入门书

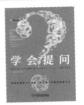

学会提问
（原书第 12 版）

[美] 尼尔·布朗
斯图尔特·基利 著

许蔚翰 吴礼敬 译

- 批判性思维领域"圣经"

聪明却混乱的孩子
利用"执行技能训练"提升孩子学习力和专注力

[美] 佩格·道森
理查德·奎尔 著

王正林 译

- 为 4~13 岁孩子量身定制的"执行技能训练"计划，全面提升孩子的学习力和专注力

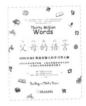

父母的语言
3000 万词汇塑造更强大的学习型大脑

[美] 达娜·萨斯金德
贝丝·萨斯金德
莱斯利·勒万特 - 萨斯金德 著

任忆 译

- 父母的语言是最好的教育资源

批判性思维
（原书第 12 版）

[美] 布鲁克·诺埃尔·摩尔
理查德·帕克 著

朱素梅 译

- 备受全球大学生欢迎的思维训练教科书，已更新至 12 版，教你如何正确思考与决策，避开"21 种思维谬误"，语言通俗、生动，批判性思维领域经典之作

红书

[瑞士] 荣格 原著

[英] 索努·沙姆达萨尼 编译

周党伟 译

- 心理学大师荣格核心之作，国内首次授权

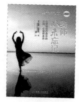

身体从未忘记
心理创伤疗愈中的大脑、心智和身体

[美] 巴塞尔·范德考克 著

李智 译

- 现代心理创伤治疗大师巴塞尔·范德考克"圣经"式著作

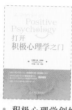

打开积极心理学之门

[美] 克里斯托弗·彼得森 著

侯玉波 王非 等译

- 积极心理学创始人之一克里斯托弗·彼得森代表作

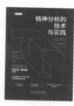

精神分析的技术与实践

[美] 拉尔夫·格林森 著

朱晓刚 李鸣 译

- 精神分析临床治疗大师拉尔夫·格林森代表作，精神分析治疗技术经典

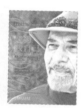

成为我自己
欧文·亚隆回忆录

[美] 欧文·D.亚隆 著

杨立华 郑世彦 译

- 存在主义治疗代表人物欧文·D.亚隆用一生讲述如何成为自己

当尼采哭泣

[美] 欧文·D.亚隆 著

侯维之 译

- 欧文·D.亚隆经典心理小说

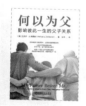

何以为父
影响彼此一生的父子关系

[美] 迈克尔·J.戴蒙德 著

孙平 译

- 美国杰出精神分析师迈克尔·J.戴蒙德超30年父子关系研究总结
- 真实而有爱的父子联结赋予彼此超越生命的力量

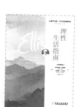

理性生活指南
（原书第3版）

[美] 阿尔伯特·埃利斯 罗伯特·A.哈珀 著

刘清山 译

- 理性情绪行为疗法之父埃利斯代表作

跨越式成长
思维转换重塑你的工作和生活

[美] 芭芭拉·奥克利 著

汪幼枫 译

- 芭芭拉·奥克利博士走遍全球进行跨学科研究，提出了重启人生的关键性工具"思维转换"。面对不确定性，无论你的年龄或背景如何，你都可以通过学习为自己带来变化

大脑幸福密码
脑科学新知带给我们平静、自信、满足

[美] 里克·汉森 著

杨宁 等译

- 里克·汉森博士融合脑神经科学、积极心理学跨界研究表明：你所关注的东西是你大脑的塑造者。你持续让思维驻留于积极的事件和体验，就会塑造积极乐观的大脑

深度关系
从建立信任到彼此成就

[美] 大卫·布拉德福德 著
卡罗尔·罗宾

姜帆 译

- 本书内容源自斯坦福商学院 50 余年超高人气的经典课程"人际互动"，本书由该课程创始人和继任课程负责人精心改编，历时 4 年，首次成书
- 彭凯平、刘东华、瑞·达利欧、海蓝博士、何峰、顾及联袂推荐

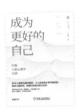

成为更好的自己
许燕人格心理学 30 讲

许燕 著

- 北京师范大学心理学部许燕教授，30 多年"人格心理学"教学和研究经验的总结和提炼。了解自我，理解他人，塑造健康的人格，展示人格的力量，获得最佳成就，创造美好未来

延伸阅读

自尊的六大支柱

习惯心理学
如何实现持久的积极改变

学会沟通
全面沟通技能手册
（原书第 4 版）

掌控边界
如何真实地表达自己的需求和底线

深度转变
让改变真正发生的 7 种语言

逻辑学的语言
看穿本质、明辨是非的逻辑思维指南

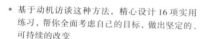

高效学习 & 逻辑思维

达成目标的 16 项刻意练习

[美] 安吉拉·伍德 著

杨宁 译

- 基于动机访谈这种方法，精心设计 16 项实用练习，帮你全面考虑自己的目标，做出坚定的、可持续的改变
- 刻意练习·自我成长书系专属小程序，给你提供打卡记录练习过程与同伴交流的线上空间

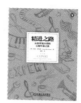

精进之路

从新手到大师的心智升级之旅

[英] 罗杰·尼伯恩 著

姜帆 译

- 你是否渴望在所选领域里成为专家？如何从学徒走向熟手，再成为大师？基于前沿科学研究与个人生活经验，本书为你揭晓了专家的成长之道，众多成为专家的通关窍门，一览无余

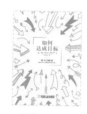

如何达成目标

[美] 海蒂·格兰特·霍尔沃森 著

王正林 译

- 社会心理学家海蒂·格兰特·霍尔沃森力作
- 精选数百个国际心理学研究案例，手把手教你克服拖延，提升自制力，高效达成目标

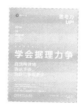

学会据理力争

自信得体地表达主张，为自己争取更多

[英] 乔纳森·赫林 著

戴思琪 译

- 当我们身处充满压力焦虑、委屈自己、紧张的人际关系之中，甚至自己的合法权益受到蔑视和侵犯时，在"战或逃"之间，我们有一种更为积极和明智的选择——据理力争

| 延伸阅读 |

学术写作原来是这样
语言、逻辑和结构的
全面提升（珍藏版）

学会如何学习

科学学习
斯坦福黄金学习法则

刻意专注
分心时代如何找回高
效的喜悦

直抵人心的写作
精准表达自我，
深度影响他人

有毒的逻辑
为何有说服力的话反
而不可信

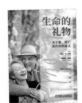

生命的礼物
关于爱、死亡及存在的意义

[美] 欧文·D. 亚隆 著
玛丽莲·亚隆

[美] 童慧琦 译
丁安睿 秦华

- 生命与生命的相遇是一份礼物。心理学大师欧文·亚隆、女性主义学者玛丽莲·亚隆夫妇在生命终点的心灵对话，揭示生命、死亡、爱与存在的意义
- 一本让我们看见生命与爱、存在与死亡终极意义的人生之书

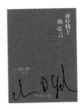

诊疗椅上的谎言

[美] 欧文·D. 亚隆 著
鲁宓 译

- 亚隆流传最广的经典长篇心理小说。人都是天使和魔鬼的结合体，当来访者满怀谎言走向诊疗椅，结局，将大大出乎每个人的意料

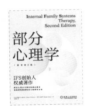

部分心理学
（原书第 2 版）

[美] 理查德·C. 施瓦茨 著
玛莎·斯威齐

张梦洁 译

- IFS 创始人权威著作
- 《头脑特工队》理论原型
- 揭示人类不可思议的内心世界
- 发掘我们脆弱但惊人的内在力量

这一生为何而来
海灵格自传·访谈录

[德] 伯特·海灵格 著
嘉碧丽·谭·荷佛

黄应东 乐竞文 译
张瑶瑶 审校

- 家庭系统排列治疗大师海灵格生前亲自授权传记，全面了解海灵格本人和其思想的必读著作

人间值得
在苦难中寻找生命的意义

[美] 玛莎·M. 莱恩汉 著
邓竹箐 译
[美] 薛燕峰 邬海皓

- 与弗洛伊德齐名的女性心理学家、辩证行为疗法创始人玛莎·M. 莱恩汉的自传故事
- 这是一个关于信念、坚持和勇气的故事，是正在经受心理健康挑战的人的希望之书

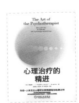

心理治疗的精进

[美] 詹姆斯·F.T. 布根塔尔 著
吴张彰 李昀烨 译
杨立华 审校

- 存在 - 人本主义心理学大师布根塔尔经典之作
- 近 50 年心理治疗经验倾囊相授，帮助心理治疗师拓展自己的能力、实现技术上的精进，引领来访者解决生活中的难题

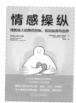

情感操纵
摆脱他人的隐性控制，找回自信与边界

[美] 斯蒂芬妮·莫尔顿·萨尔基斯 著

顾艳艳 译

- 情感操纵，又称为煤气灯操纵，也称为PUA。通常，操纵者会通过撒谎、隐瞒、挑拨、贬低、否认错误、转嫁责任等伎俩来扭曲你对现实的认知，实现情感操纵意图
- 情感操纵领域专家教你识别和应对恋爱、家庭、工作、友谊中令人窒息的情感操纵，找回自我，重拾自信

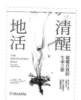

清醒地活
超越自我的生命之旅

[美] 迈克尔·辛格 著

汪幼枫 陈舒 译

- 樊登推荐！改变全球万千读者的心灵成长经典。冥想大师迈克尔·辛格从崭新的视角带你探索内心，为你正经历的纠结、痛苦找到良药

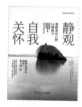

静观自我关怀
勇敢爱自己的51项练习

[美] 克里斯汀·内夫
克里斯托弗·杰默 著

姜帆 译

- 静观自我关怀创始人集大成之作，风靡40余个国家。爱自己，是终身自由的开始。51项练习简单易用、科学有效，一天一项小练习，一天比一天爱自己

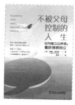

不被父母控制的人生
如何建立边界感，重获情感独立

[美] 琳赛·吉布森 著

姜帆 译

- 让你的孩子拥有一个自己说了算的人生，不做不成熟的父母
- 走出父母的情感包围圈，建立边界感，重获情感独立

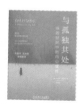

与孤独共处
喧嚣世界中的内心成长

[英] 安东尼·斯托尔 著

关凤霞 译

- 英国精神科医生、作家，英国皇家内科医师学院院士、英国皇家精神科医学院院士、英国皇家文学学会院士、牛津大学格林学院名誉院士安东尼·斯托尔经典著作
- 周国平、张海音倾情推荐

原来我可以爱自己
童年受伤者的自我关怀指南

[美] 琳赛·吉布森 著

戴思琪 译

- 你要像关心你所爱的人那样，好好关怀自己
- 研究情感不成熟父母的专家陪你走上自我探索之旅，让你学会相信自己，建立更健康的人际关系，从容面对生活中的压力和挑战

硅谷超级家长课
教出硅谷三女杰的 TRICK 教养法

[美] 埃丝特·沃西基 著

姜帆 译

- 教出硅谷三女杰，马斯克母亲、乔布斯妻子都推荐的 TRICK 教养法
- "硅谷教母"沃西基首次写给大众读者的育儿书

儿童心理创伤的预防与疗愈

[美] 彼得·A. 莱文 著
玛吉·克莱恩

杨磊 李婧煜 译

- 心理创伤治疗大师、体感疗愈创始人彼得·A. 莱文代表作
- 儿童心理创伤疗愈经典，借助案例、诗歌、插图、练习，指导成年人成为高效"创可贴"，尽快处理创伤事件的残余影响

成功养育
为孩子搭建良好的成长生态

和渊 著

- 来自清华博士、人大附中名师的家庭教育指南，帮你一次性解决所有的教养问题
- 为你揭秘人大附中优秀学生背后的家长群像，解锁优秀孩子的培养秘诀

正念亲子游戏
让孩子更专注、更聪明、更友善的 60 个游戏

[美] 苏珊·凯瑟·葛凌兰 著

周玥 朱莉 译

- 源于美国经典正念教育项目
- 60 个简单、有趣的亲子游戏帮助孩子们提高 6 种核心能力
- 建议书和卡片配套使用

| 延伸阅读 |

儿童发展心理学
费尔德曼带你开启孩子的成长之旅
（原书第 8 版）

正念父母心
养育孩子，养育自己

高质量陪伴
如何培养孩子的安全型依恋

爱的脚手架
培养情绪健康、勇敢独立的孩子

欢迎来到青春期
9～18 岁孩子正向教养指南

聪明却孤单的孩子
利用"执行功能训练"提升孩子的社交能力

当代正念大师卡巴金正念书系
童慧琦博士领衔翻译

--- 卡巴金正念四部曲 ---

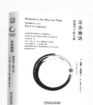

正念地活
拥抱当下的力量

[美] 童慧琦 顾洁 译

正念是什么？我们为什么
需要正念？

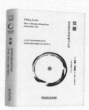

觉醒
在日常生活中练习正念

孙舒放 李瑞鹏 译

细致探索如何在生活中系
统地培育正念

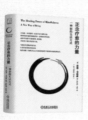

正念疗愈的力量
一种新的生活方式

朱科铭 王佳 译

正念本身具有的疗愈、启
发和转化的力量

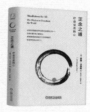

正念之道
疗愈受苦的心

张戈卉 汪苏苏 译

如何实现正念、修身养性
并心怀天下

--- 卡巴金其他作品 ---

正念父母心
养育孩子，养育自己

[美] 童慧琦 译

卡巴金夫妇合著，一本真
正同时关照孩子和父母的
成长书

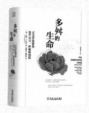

多舛的生命
正念疗愈帮你抚平压力、
疼痛和创伤（原书第2版）

[美] 童慧琦 高旭滨 译

"正念减压疗法"百科全
书和案头工具书

穿越抑郁的正念之道

[美] 童慧琦 张娜 译

正念在抑郁等情绪管理、
心理治疗领域的有效应用

--- 王俊兰老师翻译 ---

正念
此刻是一枝花

王俊兰 译

卡巴金博士给每个人的正
念入门书

为什么我们总是在防御

[美] 约瑟夫·布尔戈 著

姜帆 译

- 真正的勇士敢于卸下盔甲，直视内心
- 10 种心理防御的知识带你深入潜意识，成就更强大的自己
- 曾奇峰、樊登联袂推荐

你的感觉我能懂

用共情的力量理解他人，疗愈自己

[美] 海伦·里斯
莉斯·内伯伦特 著

何伟 译

- 一本运用共情改变关系的革命性指南，共情是每个人都需要培养的高级人际关系技能
- 开创性的 E.M.P.A.T.H.Y. 七要素共情法，助你获得平和与爱的力量，理解他人，疗愈自己
- 浙江大学营销学系主任周欣悦、北师大心理学教授韩卓、管理心理学教授钱婧、心理咨询师史秀雄倾情推荐

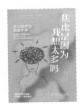

焦虑是因为我想太多吗

元认知疗法自助手册

[丹] 皮亚·卡列森 著

王倩倩 译

- 英国国民健康服务体系推荐的治疗方法
- 高达 90% 的焦虑症治愈率

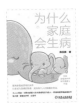

为什么家庭会生病

陈发展 著

- 知名家庭治疗师陈发展博士作品
- 厘清家庭成员间的关系，让家成为温暖的港湾，成为每个人的能量补充站

延伸阅读

完整人格的塑造
心理治疗师谈自我实现

丘吉尔的黑狗
抑郁症以及人类深层心理现象的分析

拥抱你的焦虑情绪
放下与焦虑和恐惧的斗争，重获生活的自由
（原书第 2 版）

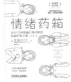

情绪药箱
应对 12 种普遍心理问题的自我疗愈方案
（原书第 5 版）

空洞的心
成瘾的真相与疗愈

身体会替你说不
内心隐藏的压力如何损害健康

心理创伤疗愈之道
倾听你身体的信号

[美] 彼得·莱文 著

庄晓丹 常邵辰 译

- 有心理创伤的人必须学会觉察自己身体的感觉，才能安全地倾听自己。美国躯体性心理治疗协会终身成就奖得主、体感疗愈创始人集大成之作

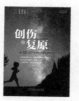

创伤与复原

[美] 朱迪思·赫尔曼 著

施宏达 陈文琪 译
[美] 童慧琦 审校

- 美国著名心理创伤专家朱迪思·赫尔曼开创性作品
- 自弗洛伊德的作品以来，又一重要的精神医学著作
- 心理咨询师、创伤治疗师必读书

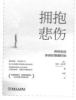

拥抱悲伤
伴你走过丧亲的艰难时刻

[美] 梅根·迪瓦恩 著

张雯 译

- 悲伤不是需要解决的问题，而是一段经历
- 与悲伤和解，处理好内心的悲伤，开始与悲伤共处的生活

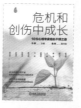

危机和创伤中成长
10 位心理专家危机干预之道

方新 主编　高隽 副主编

- 方新、曾奇峰、徐凯文、童俊、樊富珉、马弘、杨凤池、张海音、赵旭东、刘天君 10 位心理专家亲述危机干预和创伤疗愈的故事

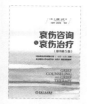

哀伤咨询与哀伤治疗
（原书第 5 版）

[美] J. 威廉·沃登 著

王建平 唐苏勤 等译

- 知名哀伤领域专家威廉·沃登力作，哀伤咨询领域的重要参考用书

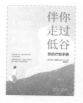

伴你走过低谷
悲伤疗愈手册

[美] 梅根·迪瓦恩 著

唐晓璐 译

- 本书为你提供一个"悲伤避难所"，以心理学为基础，用书写、涂鸦、情绪地图、健康提示等工具，让你以自己的方式探索悲伤，给内心更多空间去疗愈

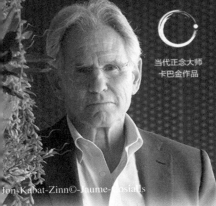

当代正念大师
卡巴金作品

乔恩·卡巴金（Jon Kabat-Zinn）

博士，享誉全球的正念大师、"正念减压疗法"创始人、科学家和作家。马萨诸塞大学医学院医学名誉教授，创立了正念减压（Mindfulness-Based Stress Reduction，简称 MBSR）课程、减压门诊以及医学、保健和社会正念中心。

Jon-Kabat-Zinn©-Jaume-Gosalts

21 世纪普遍焦虑不安的生活亟需正念

当代正念大师
"正念减压疗法"创始人卡巴金
带领你入门和练习正念——

安顿焦虑、混沌和不安的内心的解药
更好地了解自己，看清我们如何制造了生活中的痛苦
修身养性并心怀天下

—— 卡巴金老师的来信 ——

Dear Mark:

Thank you for the beautiful notes that you included in the package of books (vol 1 and 4) that you send to me recently. I am very happy to hold them in my hands and enjoy the elegance of the designs of both the book covers and the interiors. They strike me as extremely inviting to the reader. Thank you.

Your notes did not include an email address, but Hui Qi Tong, copied here, kindly gave it to me, as I wanted to thank you personally for your kindness and all the great effort that went into producing them.

Thank you as well for the lovely poem of Hui Tai that you gifted me. I actually included the last two lines of it in Wherever You Go, There You Are, which you also published, of course. I love that poem. It says it all. And I appreciate your translation every bit as much as the one I used.

Hui Qi also gave me a copy of the CMP edition of Everyday Blessings. My wife, Myla, and I were so happy to see it, and how beautifully designed it is as well. And very happy to see that you kept the dandelion imagery. I hope it proves inviting and helpful for parenting in China.

I am very touched to learn that in the process of editing these books, you have taken up your own mindfulness practice in the service of waking up to the actuality of things in the present moment. I am deeply touched to know that, because that is the whole purpose of my writings and my work in the world. As you say, "This moment is already good enough." And I would add: "for now."

With a deep bow and warm best wishes, and much gratitude.

Jon

亲爱的马克：

非常感谢你最近寄给我的中文版"念四部曲"（《正念地活》《觉醒》《念疗愈的力量》《正念之道》）以及随附上的优美留言。手捧这些书，我深感慰，不仅为封面和内页的典雅设计而感叹，更因为它们对读者散发出的极大吸引力而心怀感激。

虽然你的留言中未附电子邮件地址，但童慧琦细心地向我提供了你的联系方式，使我能亲自向你表达谢意，感谢你和你的团队在这些图书的制作过程中所付出的巨大努力和无私的善意。

感谢你赠予我的无门慧开禅师的诗作。其实，我在《正念：此刻是一枝花》一书中引用了这首诗的最后两句，这本书也是由贵社出版的。我深爱诗中的意境，它已然道尽一切。我对你的翻译倍感珍惜，丝毫不逊色于我所使用的版本。

慧琦还赠送了一本我贵社出版的《正念父母心：养育孩子，养育自己》。我和我的妻子梅拉看到这本书的精美设计而心中充满了喜悦，更为你保留了蒲公英意象而感动。我希望这本书能在中国的育儿方面发挥鼓舞和帮助的作用。

听闻你在编辑这些图书的过程中，也开始了自己的正念练习，以此唤醒当下真实的存在，我深感触动。因为这正是我在这个世界上写作和工作的全部目的。正如你所说，"此刻，已经足够美好"（this moment is already good enough），我想我会补充一句，"正是当下的圆满"（for now）。

再次致以深深的敬意、祝福与我的感激。

乔恩·卡巴金

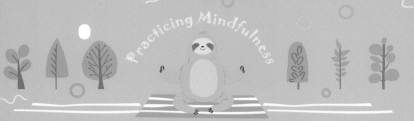

练习 类型	冥想 练习	时长 (分钟)	练习 感受	打卡 完成
	练习 1 发现呼吸	5		
	练习 2 接触点	5		
	练习 3 大脑的力量	5		
	练习 4 谁在听？	5		
	练习 5 正念进食	10		
	练习 6 身体扫描	10		
	练习 7 数呼吸	10		
基	练习 8 正念觉察身体	10		
础	练习 9 给予和接收	10		
	练习 10 身体觉知	10		
练	练习 11 正念行走	10		
	练习 12 关爱自己	10		
习	练习 13 从想法中"脱钩"	15		
	练习 14 给大脑提供能量	10		
	练习 15 感恩的态度	15		
	练习 16 放松大脑	10		
	练习 17 无评判区域	15		
	练习 18 四要素	20		
	练习 19 熟悉感受基调	20		
	练习 20 情绪体验	15		
	练习 21 安稳与灵活	15		
	练习 22 感受爱	20		
	练习 23 培育专注力	20		
	练习 24 开放觉知冥想	25		
	练习 25 呼吸和标记	25		

《心情不好，做会儿冥想：养成松弛感，让情绪自由的75个练习》

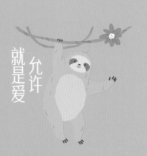

允许
就是爱

Practicing Mindfulness

《心情不好，做会儿冥想：养成松弛感，让情绪自由的75个练习》

我很放松
我很强大

练习类型	冥想练习	时长(分钟)	练习感受	打卡完成
	练习 51 让身体保持"平静"	15		
	练习 52 应对消极情绪	15		
	练习 53 停止反刍负面情绪	15		
	练习 54 释放压力	10		
	练习 55 这种情绪是什么样的	10		
	练习 56 冷静下来	15		
	练习 57 微笑	10		
	练习 58 按压手指观呼吸	5		
正	练习 59 延长呼气	10		
	练习 60 以关爱之心面对困难	10		
念	练习 61 以温柔之心对待他人	15		
	练习 62 宽恕错误	15		
情	练习 63 RAIN	20		
	练习 64 5-4-3-2-1	15		
绪	练习 65 你能应对它	10		
	练习 66 面对"糟糕的一天"	15		
	练习 67 喜欢自己	15		
	练习 68 识别需求	15		
	练习 69 自我支持	15		
	练习 70 骨盆之碗	10		
	练习 71 我的心在哪里	15		
	练习 72 友善地对待想法	15		
	练习 73 强大的你	10		
	练习 74 感觉的空间	10		
	练习 75 放弃"修正"	10		

《心情不好，做会儿冥想：养成松弛感，让情绪自由的75个练习》

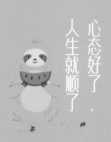

心态好了，人生就顺了

22

感受爱

时间：20分钟

这个练习为我们提供了另一种被关爱的方式。我们将通过一种视觉化方法接收爱与关怀。此练习有助于培育接纳爱并识别内在价值的能力。

步骤

1. 请找到一个舒适的姿势，闭上眼睛。努力将友善带到今天的练习中。放松身体，让大脑感觉轻松自在。

2. 现在，请在脑海中回想一个关心你的人。他可以是你的一位家庭成员、一个好朋友，或者是你在某方面的导师。想象这个人站在你的面前，为你带来慈心祝福语。你的任务很简单，就是接收他的祝福。继续在接下来的 5 分钟里接收这些意图。

3. 继续回想另一个关心你的人。接收来自这两个人的祝福，让他们的关心与爱护深深地流入你的心中。

4. 几分钟之后，再回想第三个人。继续慢慢地回想更多其他人，直到有一群人站在你面前，为你带来友善的话语。试着带着一颗开放的心去接纳这些祝福。

5. 在练习的尾声，将温柔和关爱带入你的体验。缓慢地睁开眼睛，带着耐心和友善回到日常生活中。

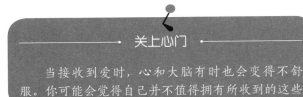

—— 关上心门 ——

　　当接收到爱时，心和大脑有时也会变得不舒服。你可能会觉得自己并不值得拥有所收到的这些爱意和友善。留意心门何时开始关闭，以及大脑何时开始带着故事去分散你的注意力。试着让自己回到接受爱意的身体感觉中。努力让自己获得一种具身的、被爱的感觉。

23
练习

培育专注力
时间：20分钟

　　练习7（数呼吸）可以帮助大脑在短期内培育专注力。并且，加大练习间隔可以帮助你加深正念练习。同时，它在日常生活中也非常有帮助。从数呼吸开始，这个练习为深入培育专注力提供了一些不同的方法。

步骤

1. 请在一个姿势中安定下来，首先从数呼吸开始练习。将注意力放在身体的呼吸上。每一次如果大脑走神了，都将它拉回来。就这样练习5分钟。

2. 现在停止数呼吸，但是让觉知仍然和呼吸在一起。带着全然的觉知，正念地观察呼吸，如果不数呼吸就变得很困难的话，那么也留意一下。继续练习 5 分钟。

3. 现在，转向听觉感受。在周围的环境中，找到一种相对平稳的声音。它可能是附近大街上传来的声音，可能是电器或灯具发出的嗡嗡声，或者是耳朵里传来的微弱的声音。将听觉作为觉知的目标。如果走神了，就重新回到声音上。

4. 5 分钟之后，睁开眼睛。找到一个可以让你集中注意力的事物。带着好奇心观察它，留意这个物体的每一个细节——它的轮廓、颜色、质地等。如果其他的事物、声音或想法分散了你的注意力，让注意力回到你选择的事物上。继续练习 5 分钟。

猴子心

　　带着注意力，你可能会体验到所谓的"猴子心"。猴子心指的是大脑的不安稳状态，就像跳来跳去的猴子一样，从一棵树跳到另一棵树。如果猴子心让你走神了，那么就让自己向想法开放。虽然你可能是带着培育专注力的意图来开始这个练习的，但也请允许自己转向关于想法的正念练习。感受想法的出现，迎接它们的到来，不要将它们推开。

24

开放觉知冥想

时间：25 分钟

这是一个传统的正念冥想练习，与大多数人听到冥想这个词时所想到的相似。利用感官、感受基调和你在当下的整体感受，这是一个真正开放觉知的练习。在世界范围内，它是许多冥想者正念练习的基石。

"开放觉知冥想"练习是本章前面介绍的一些短小的专注力练习的组合体。在这个练习中，请开放感觉并休憩于此，接受出现的任何体验。

步骤

1. 我们先从一个简短的身体扫描开始。从头到脚，带着正念让注意力休憩于身体的每个部分。

2. 完成身体扫描后，向身体的感觉开放觉知。这些
感觉包括：紧张、疼痛、柔软、坐立不安的冲动，
或者一种情绪或体验。出现了什么感觉？又是什
么吸引了你的注意力？花 5 分钟时间正念地观察
身体。

3. 向听觉体验开放。如果一种声音进入了你的觉知，
感受此刻你正在倾听。耐心地静坐 5 分钟，留意
出现的任何身体感觉或声音。

4. 继续保持开放，并向思考着的大脑开放。你可能
会看到你的想法、情绪体验或你整体的情绪状态。
不管呈现出来的是什么，留意此刻大脑的体验。

5. 最后，在练习中加入"留意感受基调"练习，培养
接纳和保持开放的意图。感受此刻觉知中正在呈
现的东西，以及它们感觉如何。如果大脑对体验
中的任何部分做出了反应，那么将这个反应也作
为练习的一部分。

6. 结束这次冥想练习，回到日常生活中去，同时试
着保持一些这样的觉知。

在全天开放正念　可以将这个练习作为每日正念练习的一部分。在日常生活中，你可以停留片刻，并从本练习的第五步开始练习。向你的全部体验保持开放，花一两分钟时间留意此刻呈现出来的东西。这样做可以帮助你在充满压力或无聊的时刻回到当下的体验中。

太过开放

开放正念的练习有时可能也会让你觉得太过开放。在允许任何事物出现时，你可能会开始犯懒或过度放松。在大脑放松时，它可能会在随机的想法训练中拖延时间。如果发现了这种情况，试着将注意力放在五种感官之一上（通常放在听觉上效果会好些），以便将觉知稍微收紧一点儿。请记住，每次将大脑带回来，你都增强了正念和专注力的"精神肌肉"。

25
练习

呼吸和标记

时间：25 分钟

这个练习是开放正念练习的替代方法，我每天都做这个练习。它结合了带有意图的专注力练习和开放觉知练习。此练习的灵感来自马哈希·西亚多（Mahasi Sayadaw）。呼吸和标记练习也受到了全世界正念学习者的喜爱。

当一个人每次都能很好地留意一个物体时，就会产生一种喜悦。因此，练习就会变得愉快。

——马哈希·西亚多（Mahasi Sayadaw）

《顿悟手册》（Manual of Insight）

步骤

1. 请找到一个舒适的姿势让身体安定下来，闭上眼睛。

2. 将觉知专注在呼吸上。如果觉得有帮助的话，也可以从数呼吸开始。

3. 选择身体的一个部位，使用简单的词语"进"和"出"来标记每次吸气和呼气。继续练习5分钟或更长时间，直到大脑开始安定下来。

4. 与呼吸在一起，将觉知带到整个身体上。呼气之后，标记身体上的一个可以感受到感觉的部位。例如，你可以这样标记："进、出，脚""进、出，胸腔"等。

5. 5分钟之后，融入听觉。继续标记吸气和呼气，然后标记身体内的一种感觉或一种声音。

6. 接下来，向思考的大脑开放。像你正在做的那样，继续与呼吸休憩在一起。在呼气时，向所有想法、身体感觉和声音开放。

7. 加入感受基调。你现在正与呼吸在一起。在每次呼气之后，标记出现的任何身体感觉、声音、想法和感受基调。

焦虑和不堪重负

在此练习中，你可能会留意到有不堪重负的感觉或压力出现。迎接它的到来并且让它成为练习的一部分。你也可以尝试放慢呼吸来进行放松，或者回到简单的"数呼吸"练习中，在将觉知带回前让自己放松一下。

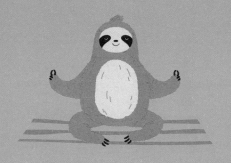

第二部分

每日正念

冥想作为一种强有力的工具，可以帮助你扎根于正念练习，并且获得能够带入日常生活的持久洞察力。然而，你并不能一整天里都坐在那儿冥想。将正念带入每日的工作、生活中，可以帮助你创造一种更加持久的临在状态。

这一部分的练习能够帮助你学会带着友善和智慧过好当下的每一天，让你时刻保持临在。练习得越多，它就会变得越容易。记住，这只是一个练习。不断地训练大脑需要耐心和毅力。

26
练习

觉知触发器

时间：5分钟

练习正念最难的部分在于要记得去练习。也正因为如此，一种觉知的触发器可以帮助你养成定期练习的习惯。你可以将这个练习融入全天的多个时间点，尝试着运用多个触发器，使用不同的正念方法进行练习。

步骤

1. 在清晨，选择一个有可能会在一天中发生几次的某项事务或事件。例如，电话铃声的响起、"坐下"这个动作以及观察红颜色。

2. 选择一件事或一个行为，全天都运用它作为触发器为正念设立一个清晰的意图。花些时间与自己的目标和希望联结，并鼓励自己去觉知。

3. 无论何时，当你留意到了你的触发器，停下来，练习几分钟正念。你可以从第一部分的练习中任选一个——"发现呼吸"练习、"接触点"练习或本书中提到的任何其他适合的方法。

4. 在花一些时间专注于对当下此刻的觉知后，就可以回到日常生活中去。在全天中，无论何时，如果你的触发器出现了，记得持续将觉知带到当下的时刻。

● 找到正确的触发器 ●

　　对于这个练习而言，你可以运用很多不同的触发器。给自己选择触发器的自由，它可以是与你的生活息息相关的可靠的东西。如果你正在电脑前工作，那么试一试将"收到一封邮件"作为触发器。如果你大量的时间都是在外面，那么运用"风吹在脸上的感觉"这个触发器。继续调整和试验不同的触发器，直到找到最适合自己的。

27

练习

带着觉知醒来

时间：5分钟

　　将正念融入日常生活的最佳方法之一就是用正念开启每天的生活。我们中的许多人从早上开始就十分匆忙，直到一天快结束的时候都无法停下来保持临在。这个练习可以帮助你利用正念时刻开启一天的生活，并在未来的几个小时增强你的练习。

步骤

1. 早上醒来时，请先不要起床，花几分钟时间暂停一下。如果你定了闹钟，试着贴张便利贴来提醒自己。

2. 躺在床上，将注意力转向身体。感觉身体在休息，留意身体开始挪动和伸展时的感觉。

3. 将觉知带到呼吸上。做几次深呼吸，告诉自己今天早上你已经醒来并且正在呼吸。

4. 当你起床并开启一天的生活时，请试着保持一些觉知。循规蹈矩的日常生活很容易让人陷入自动导航模式。如果发现自己没有保持临在，就留意一下，然后再回到正念。

● 清晨的忙乱 ●

　　早晨可能是一天中尤其让人感到慌乱的时间段。着急去上班，忙着照顾孩子，以及未完全清醒的大脑更是让真正保持临在难上加难。这就需要额外的努力和友善。这些给你带来麻烦的地点和时光常常是进行练习的最佳机会。如果你的大脑和身体正感受到压力，留意一下。你无须做任何事情，只是带着耐心的觉知去观察它的发生。只是观察这一过程就可以帮助你更深刻地理解它，未来你就不会变得脆弱无助。

28
练习

创造性心流

时间：10 分钟

在一天中花点儿时间去变得富有创造性可以帮助你在生活各个方面获得持久性收益。创造性可以激发自我觉知、缓解压力，让你更容易地解决问题。此外，你还可以在沉浸于创造性的同时培育正念。你可以带着选择性行动来做这个练习，记住，你可以在任何时间停下来并运用这个技巧去激发当下此刻的觉知。

步骤

1. 准备一张白纸和一支笔。可以使用蜡笔、马克笔或彩色铅笔。预留出 10 分钟时间，可以使用计时器，这样你就可以全身心地投入到 10 分钟的练习里。

2. 将觉知带到你此刻的体验上。感受笔在手里的感觉。观察这张纸，留意大脑中出现的任何想法。如果大脑中有关于创造性才华的评判出现，请留意它们。

3. 开始绘画。你不需要创造绝世佳作。天马行空地信手涂鸦也无妨。你想画什么就画什么。它可以是一次快乐的回忆、一道美丽的风景，或是你此刻看到的东西。

4. 在画画的时候，留意你正在画什么。如果是一个人物，标记你正在画一个人。如果身体有任何挪动，留意一下。观察出现的任何情绪，探索一下这些情绪是开心的还是忧伤的、是有趣的还是美妙的，等等。

5. 给予评判特殊的关注。无论你认为自己多么富有创造性，你可能都会发现大脑在告诉你，你不够好。感谢大脑为此做出的贡献，然后继续作画。

6. 10 分钟之后，放下笔。观察一下你的画作，欣赏它。观察它的线条、形状和整个画面。再一次，当想法和评判升起时，留意它们。你可能会选择保存整幅画，也可能不会。结果并不重要，关键在于整个画画过程。

创造性地输出

　　这个练习适用于任何形式的创意性活动。你可以尝试给图书填色、拍照、演奏乐器或者跳舞。唯一的限制在于你给自己设限。允许自己花 10 分钟时间从评判中解脱出来，去追随自己所热爱的。

29

正念烹饪

时间：15分钟

烹饪（比如准备晚餐）的过程是养成与食物联结的机会。在准备餐食时，可以培育你对你的身体和大脑以及你将要吃的食物的正念。不管你是在做一顿快餐还是准备一桌盛筵，运用此练习可以让你安住于当下此刻。

烹饪是孩子的游戏、成年人的快乐。带着关爱做饭是一种爱的行为。

——克雷格·克莱伯恩（Craig Claiborne）

《纽约时报烹饪书》

（The New York Times Cookbook）

步骤

1. 请在从冰箱或储藏室取出食材前开始这个练习。先在脑海中想象将要准备的这顿大餐的画面。想象完整的这一餐和每种单独的原料。留意你准备这顿餐食的意图。

2. 在开始汇总你需要的食材时，将注意力转向身体。感觉身体在厨房的移动以及拿取每一样食材时的动作。为了帮助你培育正念，请尽量比平时做饭时更缓慢地移动身体。

3. 在切菜、搅拌和做其他准备工作时，每次都只专注于一件事。在打开炉灶点火时，不要仅仅是打开它，要用全然的觉知去体验这个过程。不管你正在做什么，将全部的注意力都放在眼前的任务上。

4. 运用你的感官。如果你正在倾听，正在感受、品尝味道、闻香气以及观察，都留意一下。在看到水烧开的时候，去探索视觉所见、感受热气以及聆听声音。切蔬菜时，倾听刀具发出的声响，感

受手中的器具。如果你闻到了任何味道，也留意
一下。运用五种感官让自己饶有兴趣地保持在
当下。

5. 在做完这顿饭之后，停下来，感激这次经历。认
可自己做饭时倾注的所有努力。感恩最初将食物
带到厨房的能量。如果你是给他人做饭，那么心
里想着你正在为所爱之人提供食物。允许自己去
体会感恩之情。

30
练习

正念发言

时间：5分钟

　　人是社会性动物。很少有某一天你不与任何人互动——你会与家人、室友互动或是在工作中与人交际。当你说话时，你可以将正念带到正在说的内容上——它是怎样影响到他人的，以及你的意图是什么。这个练习只需要花费几分钟时间，你可以在任何时间进行。一天做一两次这个练习，可以是在打电话的时候，与所爱之人聊天的时候，或是任何其他社交场合。

步骤

1. 在开口发言之前，先将正念带到你的意图上。不

管你计划说什么，都问一下自己为什么要开始说
话。探索一下是否可以更友善、更耐心地把这些
话讲出来。

2. 考虑一下你要说的话在此刻是否合时宜、是否有
用。我们常常会闲聊、插话或者只是为了避免令
人不适的安静而说话。想想现在是不是说话的合
适时机，你要说的话有什么用。

3. 如果要说的话可能会伤别人的面子，可能会打断
正在说话的人，或者可能会令人感觉虚假，那么
请尝试重新考虑你的措辞。

4. 发言时，让语速慢下来，请对你所使用的每个词
语都保持正念。如果某人用语言或肢体语言对你
说的话做出了回应，观察一下自己对此的感觉。
记住，你不能控制他人，但是可以将正念带到自
己的反应中。

5. 在你结束发言后，就不要继续说。倾听别人，等
待合适的时机再继续讲话。越是有规律地练习正
念发言，你就越能够从容地应对有挑战性的对话。

识别不明智的话语

你可能会注意到，有时候自己没有带着正念说话。为自己设定一个目标，让自己养成正念讲话的习惯。如果你发现自己经常说闲话，那么就创设一个意图以便避免自己说闲话。如果你常常打断别人的谈话，那么就将特殊的觉知带到这个模式中。别太打击自己，这些都是你的进步空间所在，你还有机会带着同情和友善去关爱它们。

31
练习

正念洗碗

时间：5分钟

在冥想静修时，我每天都会安静地洗很多碗盘。经过几年的静修，我才将这一行为视为培育正念的机会。对于大多数人来说，洗碗看起来是一项令人畏惧的繁重家务。我们总是匆忙地洗碗，总想快点儿把它们洗完。现在，你可以带着对当下的觉知参与到这项家务中去，并且从中找到一些平静。

步骤

1. 首先，去看一下将要清洗的碗碟。在看到手边的任务时，留意一下自己出现的任何自然的反应。

试着回想一下你刚吃过的那顿饭，想象它如何滋养所有用餐者的身体和生活。

2. 做几次深呼吸，将觉知放在身体上。感觉你所站的位置以及从你的后背到脚底的重量感。

3. 开始洗碗，每次只洗一个。此刻，专注在眼前的碗碟上。在清洗的时候，将注意力转向洗洁精和食物产生的味道。观察碗碟变得更干净了的过程。感觉手上流过的温水。聆听水流和洗刷的声音。

4. 慢慢地将碗碟放在干燥架或洗碗机里，当你这样做的时候，也把觉知带到身体上。

5. 开始洗下一个碗，并认识到这是一个新的开始。忘掉之前清洗过的碗以及还没洗的碗，让注意力回到当下正在洗的这个碗上。

6. 观察大脑是否走神。如果走神了，就将它拉回到手头的任务中来。你随时可以停下来，做几次深呼吸，然后再重新保持专注。

7. 在洗完最后一个碗时，不要立刻停止练习。当你洗手时，让自己安住在当下，然后继续清洗。带着感恩之心，觉察此时你所拥有的放松之感。

32

練习

正念清洁

时间：10分钟

　　就像洗盘子一样，做清洁也可以让我们暂时从日常生活中脱身，休憩在当下的觉知中。你无须专注于任务本身或者自己对它的感受中（我们大多数人对于打扫房间这件事并不是那么热衷），把这段时间作为照顾自己、养成正念习惯的机会。

　　在这个练习中，我们会选择扫地这项活动来进行练习。此外，你也可以在除尘、拖地、擦洗灶台或者做任何家务时来做这个正念练习。

步骤

1. 在拿取清洁用具时，开始你的练习。去取扫帚，感受双脚在地板上的移动。在拿取工具的过程中，将注意力集中在走动的感觉上。

2. 拿起扫帚，将觉知带到接触的感觉上。如果大脑走神了，开始去想一会儿要做的任务，那么就将注意力拉回到此刻身体的感觉上来。

3. 清扫常常是重复性的工作，可能会让人感到厌倦、无聊。可以用一句祝福语来帮助自己保持在当下此刻：可以用一些简单的词，例如"左，右"；或者一句充满慈心的话语，比如"愿我活得自在"。每移动一下扫帚，就在心里重复一下这句话。

4. 感受自己出现的任何精神状态。如果你感到沮丧，留意一下。如果你对一些污垢感到好奇，那么也承认自己有好奇心。

5. 继续打扫，记得带着身心的感觉去探索。注意身体的移动、动作的重复以及你出现的任何情绪。根据需要，尽可能多地回到祝福语上。

6. 在完成清洁工作后，请静静地站一会儿，并深呼吸。观察你打扫过的房间，并且认识到这就是你清洁大脑的外在表现。

33

练习

正念日记

时间：10 分钟

定期写日记是一种令人愉快的进行自我审视的方式。每天都可以拿出几分钟时间通过书写来回顾自己当天的经历。最好选择在早上或晚上来记录，在一天的开始或结束时来进行正念练习。为这个练习准备一个专用的笔记本也是很有用的。

步骤

1. 清晨，请留出 5 分钟的时间，坐下来，记日记。当你坐下来开始这个练习时，请将注意力放在坐在椅子上的身体上：感受自己正坐着，感受踩在地板上的双脚，感受手中的铅笔或钢笔。

2. 做几个深呼吸，让自己专注在当下的时刻。感受一下今天早晨大脑的状态：它是冷静的还是焦虑的，是恐惧的还是充满希望的？你不用去修复任何东西，只是去留意今天的心在哪里即可。

3. 花几分钟时间，正念地记录下此刻的体验以及对接下来的一天的期待。如果你觉得这是一项艰难的任务，那就定个闹钟。写下今天早上的感觉、大脑的状态，以及你对这一天的任何打算。问一问自己，脑海中是否有任何担忧、希望或事件。

4. 结束这个记日记练习。回到呼吸上，停留片刻，然后回到今天的生活中去。

5. 晚上，再次回到这个练习。花 5 分钟时间回顾今天的经历：识别一下，哪些经历是让你感恩的；反思一下，哪些事情你还可以处理得更好。记录下今天正念的瞬间。

· 冥想日记 ·

　　你也可以将记日记融入冥想练习中。在进行传统冥想练习时坐下来，打开日记，在笔记本上写下你的体验。记录大脑是一直保持着专注还是走神了，练习的感觉如何，以及这一天练习中发生的任何独特和有趣的事情。记录下你的练习，它可以为你提供一个额外的空间，让你带着好奇心和平静回顾一天的经历。

34

变化的世界

时间：10分钟

正念的本质就是邀请我们在任何时刻都与自己的体验在一起，每一次体验都是变化无常的。也就是说，所有的事情都处于变化之中。感觉来来去去，想法升起又落下，声音出现又消失。在全天中，我们都可以将事物变化的本质作为自己觉知的对象。这个专注于世界上所有的变化的练习可以帮助我们意识到世事无常，并且也能为我们提供很多可以专注的对象。

步骤

1. 请坐在户外或室内的窗户附近，睁开双眼。让意图休憩在对当下此刻体验的觉知上。将觉知放在身体和呼吸上。吸气，体会你在哪里、坐姿如何。

2. 开始这个练习。在坐定之后，留意你可以感觉到的身体起伏变化的部位。与呼吸休息在一起，留意腹部、胸部、肩膀以及任何能够感觉到变化的部位。

3. 开放听觉。留意听到的任何声音，尤其要关注它们变化的本质。你可能听到车辆来来往往、呼吸进进出出、小鸟叽叽喳喳然后又停止，或者任何其他的声音升起又最终消逝。专注在一种声音中，片刻之后，再向其他声音开放觉知。

4. 运用视觉感官观察这个世界的运动。你能够看到哪些东西在移动或变化？可能有些移动是比较明显的，比如穿梭的车辆、风中摇摆的树枝或是路上的行人。你可能也会留意到一些细微的移动和变化，比如秋天飞舞的落叶、天空中飘浮的云朵或者坑坑洼洼的路面。

5. 10 分钟之后，回到身体移动的感觉上来，让自己安静片刻，之后再回到今天的生活中去。

35

为你的世界涂色

时间：10分钟

这个世界五颜六色、丰富多彩。你可以通过专注于此刻正看到的景色来进行正念练习。与专注呼吸或身体的体验不同，专注于视觉是一种不同的体验，但是它同样能为你提供深入当下体验的机会。我们很大程度上依赖于视觉感官，这也使其成为培育正念的强有力的工具。

步骤

1. 可以选择任何地点开始这个练习，当你坐在桌前时，乘坐公交车时，在大街上散步时，都可以开

始练习。不管你决定在哪里开始练习，给自己留
出 10 分钟时间全然地投入其中。

2. 来到当下此刻。做几次正念呼吸，感觉一下身体
在哪里，让自己安定下来。

3. 选择一种颜色，并专注其中。今天可以先从红色
开始，然后在接下来的几天，可以按照彩虹光谱
的颜色次第选择不同的颜色来进行练习。

4. 找到视野范围内带有你所选择的颜色的一件事物。
用初学者心态去观察它，就像之前从未见过这个
东西一样。标记一下它是什么、它的尺寸和形状。

5. 片刻之后，再找到带有这个颜色的别的东西。以
同样的方式观察这个物体。

6. 继续这个练习，如果大脑走神了，留意一下。你
总是可以回到呼吸的感觉上来，你可以将呼吸作
为觉知的锚定点。你会发现，在心里精准地标记
你看到的东西会很有帮助。例如，别给一个红色
停止标志贴上"红色停止标志"的标签，而是用
"红色、八边形、文字、金属"来标记。

7. 10 分钟之后，闭上眼睛休息片刻。做几个深呼吸，结束练习，回到日常生活中去。

为今天着色

你可以稍稍调整一下这个练习，并将其融入一天的生活。选择一个颜色，将它作为觉知触发器（参见练习 26：觉知触发器）。全天都记着这个颜色，无论何时看到这个颜色都留意一下。这个练习可以在一天中提醒你留在当下，当你陷于日常琐事之中时，你可以回到正念中去。

36
练习

专注聆听

时间：10 分钟

　　做这个练习需要一个搭档。邀请你的一位朋友或你所爱之人花 10 分钟时间来加入你的练习。他可以是一个从未参加过正念练习的"小白"，也可以是一位曾经参加过正念练习的伙伴，这都没有关系。

　　在这个练习中，你们两人都将参与到正念倾听中。无论选择谁和你一起练习，他都应该是你信任的一个人，因为这个练习需要暴露参与者的一些弱点。

　　在练习中，倾听的一方需要专注聆听，保持头脑清晰、不带评判。努力在倾听的体验中保持临在，不需要去回应。在聆听对方说话时，要保持对听到的话语及倾听体验的觉知。在倾听时，探索这些对当下时刻的意义。

　　在你说话时，练习正念讲话。保持坦诚，允许自己有脆弱的一面，觉察自己说出的话语。

步骤

1. 请坐下，眼睛平视你的搭档。选择一方先讲话，另一方聆听。

2. 计时 4 分钟。先讲话的人可以开始谈论有关他的生活、他所爱之人及他未来的目标和意图等的话题。

3. 如果时间到了，交换一下角色。另一个人现在可以开始谈论他的目标和意图，同时，另一方练习正念聆听。

4. 时间到了之后，双方可以展开几分钟的对话，谈论一下：这个练习感觉如何？只是坐着聆听感觉如何？做到不去回应感觉很难吗？

提示

可以根据情况变换话题。如果不谈论意图，也可以讨论恐惧、快乐的回忆、一周的生活或任何其他事情。你可以运用这个练习来审视生活的不同部分，并学习在倾听时保持全然地临在。

37
练习

正念洗澡

时间：15分钟

淋浴和泡澡常常很容易让人抽离。大脑会走神，完全进入自动导航模式，或者陷入思想上的关机状态。然而，你也可以运用这段时间来进行正念练习。运用本练习中的提示，将沐浴时间变成为身体和精神做清洁的一种仪式。你可以在沐浴时带着任意一种或全部的感官来进行练习，但对这个练习而言，最根本的还是把注意力集中在身体的感觉上。

步骤

1. 请在打开淋浴开关之前就开始你的练习。请先站立片刻，将觉知带到呼吸时胸部的起伏上。感受每一次吸气和呼气时肺部的扩张和收缩。

2. 当你打开淋浴开关时，去感受手触碰到旋钮的感觉、观察水开始流动、倾听花洒中水流出的声音。留意是否有热量或蒸汽充满房间。

3. 在开始洗浴后，留意你的感觉。你可能会注意到温度的变化、水在皮肤上的感觉以及身体对水的反应。

4. 按照日常习惯继续沐浴，感受身体的挪动以及身体接触点的感觉。擦洗身体的时候，将注意力放在双手和皮肤上。相较于平常，你可以把洗澡时的速度再放慢一点儿，这样可以帮助大脑保持在当下。

5. 在结束沐浴的过程中，不要让觉知跑开。在关闭水龙头和走出浴室时也让自己保持在当下。在擦干身体的时候，感受毛巾在皮肤上的感觉。继续今天的生活，试着将这种觉知一直保持在身体上。

38

练习

我喜欢……

时间：15分钟

　　培育正念最令人愉悦的方式之一就是去留意那些能带给你快乐的事情。通过花点儿时间来感恩这样的时刻，你就是在训练大脑未来更好地去识别它们。在这个练习中，你将会进行一次短暂的散步，在这个过程中，请留意什么使你开心。

> 快乐不会简单地发生在我们身上。你必须选择快乐并且坚持每天都做出这样的选择。
> ——卢云（Henri Nouwen），《心灵爱语》
> （*The Inner Voice of Love: A Journey through Anguish to Freedom*）

步骤 🐷

1. 请找到一个方便行走的地方。它可以是公园、一条步道或者是你家附近的街区，不需要是什么特别的地方。

2. 在开始行走之前，保持站立，做几次深呼吸。留意呼吸在鼻孔的感觉。感受双脚扎根于大地的感觉，关注身体的重量以及向下的地心引力。

3. 请以正常的速度行走。在行走时，寻找一些你喜欢的东西。你可能无法喜欢上你看到或体验到的所有东西，但应该会有一些令你喜欢的景致、感受以及声音。它可能很简单，仅仅是一种东西的颜色或形状（甚至不是这个实际的事物本身）。

4. 在留意到你喜欢的一些东西时，请对自己说"我喜欢那棵树"，或者"我喜欢蓝色"，或者"我喜欢鸟鸣声"。无论何时，在留意到一些喜欢的事物时，都在心里默默地说出来。当然，如果你愿意，也可以大声地说出来。

5. 记住，这个练习没有对与错。不管你喜欢什么，都请对自己保持真诚。如果大脑走神了或者陷入了评判，回到当下此刻，让自己感受行走时双脚扎根于大地的感觉，然后再回到对喜欢的事物的体验上。

6. 15 分钟左右之后，可以结束练习回到今天的生活中。请努力将练习带到生活中。无论何时，当你留意到喜欢的东西——不论它多么地细微——自己标记一下，你喜欢它。

39
练习

脚在哪里

时间：15分钟

　　这个练习来源于我的创伤治疗师对我的训练。在创伤治疗中，通常会鼓励患者将觉知带到脚上。这是一个有关稳定性的练习，可以帮助人们与副交感神经系统联结，而副交感神经系统的作用就是让大脑和身体平静下来。

步骤

1. 考虑一下，在全天中，如何才能提醒自己去感觉双脚。你可以在电脑上贴一张便利贴、在手机上设置一个闹钟，或者使用你发现的其他的觉知触发器。如果选择闹钟或便利贴来提醒，那么可以写下一个简单的问题："我的脚在哪里？"

2. 请在一整天里，都将觉知带到脚上。去感受它们是如何休息的。扫描你的脚部，从足跟到足弓、脚趾再到每个脚趾尖。

3. 继续将注意力放在脚上，再做几次深呼吸。让自己的身体和大脑安静一会儿。每次呼气时，都让脚部放松。

4. 继续今天的生活，同时做好准备，闹钟可能会再次响起。每一次闹钟响起时，都回到这个简短的练习中来，让自己在双脚稳固的感觉中放松。

40
练习

正念购物

时间：15 分钟

　　在购物时，我们也可能会迅速地进入到一种焦虑和不耐烦的状态。我们需要决定挑选哪些商品，可能会遇到拥挤的人群，当然，购物清单的明细也为"结账"创造了方便条件。不过，繁忙的购物活动也为正念练习提供了有利环境。

步骤

1. 在进入商场之前，请放慢速度，与你的购物意图进行正念联结。深呼吸，通过每一次呼气让身体放松：放松肩膀、放松腹部、释放下颌的所有紧张感。

2. 当你走向商场大门时，练习几分钟正念行走。感受每一次脚部抬离地面并落在前方的感觉。就在这一刻，放下大脑中思考着的所有想法，将觉知放松到脚部。

3. 进入商场后，花 1 分钟时间从整体上感受一下。运用正念的六根门，即眼、耳、鼻、舌、身、意去探索。留意室内的装饰和灯光、空气中散发的味道、身体是如何站立的、店内的嘈杂声音以及大脑的状态。这里不分对错，专注于个人的体验即可。

4. 在进入一个专卖店开始购物时，请与身体一起保持在当下。去感受踩在大地上的双脚与腿部肌肉之间的协调工作，这样它们才能让你保持移动。

5. 当你拿起某件商品要放在购物车或提篮里时，请与身体的这些感觉保持联结。去感受手臂和手掌的动作。在抓取东西时，感受它的质地、温度和重量。将商品放在购物车里，留意放下物品时的感受。

6. 继续带着这种身体的正念购物。每一件商品都为
  你提供了一次练习的机会，包括拿取商品的间歇。
  在准备结账时，正念地排队等待。参见练习 45（你
  在等什么），做正念等待练习。

增加新感官

　　如果你发现在购物时大脑经常走神，那么试着
专注在一种感官上。不用关注当下身体的感觉，只
需要注意你看到的颜色或听到的声音。看到红色
时，标记正在观察红色。听到某人谈话时，标记正
在听某人谈话。这样可以给大脑一些额外的刺激，
来帮助它保持在当下。

41

停下来闻玫瑰花的香气

时间：15 分钟

本书中的很多练习都是关于对感觉、听觉和想法的觉知。但是，嗅觉与大脑的联结尤为强大。当你用鼻子闻一些东西的时候，鼻子接收到的外界的信号会直接进入大脑的新皮质和边缘系统，这使嗅觉成为产生记忆、情感和想法的最强大的触发器。这个练习可以为你在日常生活中深入观察嗅觉提供一个参考。

步骤

1. 在户外找一个合适的场地，可以是公园或者是你家附近的街道，花 15 分钟时间散步。

2. 先花点儿时间让自己回到当下。让自己专注在对外面世界的正念上。你无须专注于身体，你只需要睁开眼睛，聆听周围的声音，看看自己在哪里。

3. 开始正念行走。把速度放慢一些会有帮助。与周围的世界保持联结。

4. 在看到大自然中的一些有香气的事物时，停下来去闻一闻。这些香气可能是一朵花、一株草、一棵树或者是雨后泥土散发出来的味道。在你闻的时候，可以闭上眼睛，将全然的觉知带到这种香气上。把注意力集中在对香气的感知上，沉浸在这种体验中。

5. 片刻之后，如其所是，继续行走。在遇到另外一种散发着香气的东西时，停在此刻，去闻一闻。请保持好奇心和开放。这个练习不同于其他感官的练习，因为你需要有意识地去闻一些东西，而不仅仅是观察。

6. 结束行走后，请试着在一整天里想着这个练习。不管是在吃饭、喝茶还是开车回家时，请留意气

味的来来去去。观察你对这些气味的反应，因为
对于这些气味，我们可能会有强烈的喜欢或不喜
欢的感觉。

42
练习

正念睡眠

时间：10分钟

　　可能你已经将正念练习融入日常生活中，但是，只要一躺到床上，就会发现大脑又开始高速运转起来。当你在晚上安定下来的时候，大脑未必能精准地意识到这一情况。经过了一整天日常生活的刺激，大脑可能比以往更活跃。这样的时刻就需要用这个练习来帮助大脑安静下来，让身体为睡觉做准备。

步骤

1. 站在床边，做几次深呼吸。把自己带回到当下，把觉知放在此刻的身体上。

2. 当你上床时，去觉察身体上发生的变化。当你躺下来时，感受身体正处于一个休息的姿势。

3. 运用呼吸将正念带到身体上并放松下来。在吸气时，感受肺部被空气填满。呼气时，感受身体变得柔软。伴随着每次呼气，想象自己更深地落入床垫中。

4. 开始进行身体扫描。从头部开始，逐渐沿着身体下移到脚趾。将觉知休憩在身体的每一部分，放松，然后随着每次呼气让身体变得柔软。

5. 当你扫描到脚趾时，让觉知回到整个身体，练习深呼吸，继续这样进行放松。

43

更为乐观

时间：5分钟

　　备受尊崇的心理学家、正念老师里克·汉森（Rick Hanson）博士指出大脑有负面倾向。大脑通常会对不愉快的体验抓住不放，来让自己振作起来并保护自己免受伤害。通过积极寻找快乐时刻，你就可以鼓励大脑改变这种负面倾向。常言道，你把注意力放在哪儿，就会在哪儿出结果。如果你想获得愉快的体验，用心总会找到。

　　在这个练习中，你将学习带着意图将正念带到一天中的积极时刻。

步骤

1. 带着寻找美好事物的意图开始一天的生活。像一个搜索者一样留意那些可以给你带来快乐的东西。

2. 如果留意到了有任何让你开心的事物，不管是正好赶上了绿灯还是与一位老友通了电话，都让自己完全投入到那些时刻里。试着在脑海中识别一下这是什么体验：平静、放松、知足、满意等。

3. 接下来，将觉知带到身体。把注意力放在胸腔、腹部和肩膀。留意身体放松的感觉，是感到开放还是紧张感有所缓解。

4. 不需要抓住感觉不放手，试着与这种体验在一起。让这种感觉逐渐消散，当它们离开时，留意一下。

5. 在一天里，请对你可能体验到的其他快乐的感觉保持开放。记住，它未必是令人兴高采烈的重大时刻，可能只是一些让人感到满足和放松的微妙瞬间。

44

练习

生而为人

时间：5分钟

我们不仅能够以正念的态度去对待自己的身心，也能够以这份态度去对待周围的人，这叫作外在正念，它也是练习的重要组成部分。当你见到另一个人时，你看到的是一个三维立体的人吗？或者，你是否将他们标记为"收银员""足球妈妈"或"讨厌的同事"？这个练习可以训练大脑客观地看待别人——他们跟你一样都是人。

步骤

1. 当你和别人在一起时，可以开始这个练习。你可以选择在工作时，在杂货店买东西时，或者在公园长椅上休息时做这个练习。最好从那些不太熟悉的人开始，所以我推荐在公共场合开始练习。当然，你所爱之人也可以是练习对象。

2. 当你看到别人时，留意大脑习惯性给出的关于这个人的标签。留意一下，你是否觉得这个人有趣，你认为他是做什么工作的、扮演着什么角色或者你的内心是否对他有任何突然的评判。不要强压住这些想法或拒绝想法的出现——你的大脑就是会自然而然地对这些想法进行分类、贴标签。我们都会评判别人。无论当下发生了什么，只是去留意。

3. 开始带着初学者心态来观察这个人，就像你从来没见过人类一样。首先，将他看作一个有生命的、在呼吸的、有感觉的人类。要认识到，这个人有朋友、有工作，在5分钟之内还有其他地方要去，等等。也要认识到，这个人有所爱之人，同时也被别人爱着。

4. 将觉知带到这个人可能会有的体验上。和你一样，他有希望、梦想、恐惧、悲伤、遗憾和快乐。你不需要知道这个人全部的生活故事，可以确信的是，他的情感体验也是喜忧参半的。

5. 结束关于这个人的练习，并念出一句慈心祝福语："愿你今天开心。"

6. 可以继续利用今天遇到的其他人来进行这个练习。花一些时间去反思、识别并给予他一句慈心祝福语。

45
练习

你在等什么

时间：10 分钟

　　等待是生活中不可避免会出现的现实情况。我们在等公交、等地铁、等餐厅上菜时，往往会变得没有耐心或感到失望。我们总是想冲到队伍的最前面，尽快结束这项任务。然而，在这样无所事事的时刻，你只能等待。不过，这却是练习和培育正念的一个绝佳机会。

步骤

1. 在一天中任何需要等待的时刻都可以开始这个练习。不管你是在排队还是在等待电话接通，都可以利用这些机会来练习。

2. 留意一下你在等待什么。你很可能是在等待一些特别的东西。将其带入大脑，识别体验的本质。

3. 探查一下你在等待的过程中是否感到不耐烦或失望。留意身体内造成烦躁不安情绪的能量或者你想把手机掏出来的冲动。如果你感觉到了这种不耐烦，让自己缓和一下并允许这些情绪存在于当下。

4. 感受地板上你放平的双脚。从下到上开始温柔地扫描身体。随着每一次呼吸，依次将觉知带到身体的每一个部分。运用身体扫描来保持在当下，留意是否有任何困难出现。

5. 当你在队伍中前进或者快轮到你时，请继续练习身体的正念。当你所在的队伍有所前进时，留意一下你的身体是否有放松的感觉，或者你是否感到开心。当你完成这项任务，无须再继续等待时，看看身体感觉如何。

46

隐形的善意

时间：15分钟

我第一次接触这个练习，是在一个在洛杉矶举办的一日静修中。当小组成员在城市中冥想时，老师将这个练习带入了现实生活。虽然这是一个培育慈心的练习，但是也可以让你停止过度思考从而让心更加专注。

步骤

1. 你可以在走路时、开车时或者坐着时进行练习，只要有其他人在场即可。你可以让这个练习成为你的日常习惯，或者，你也可以专门抽出时间来练习。

2. 每次都选择一个人来进行练习，可以选那个自然而然吸引你注意力的人。要认识到，这是一个有着希望、梦想、恐惧、遗憾、回忆和爱人的人。他和你一样，也想要过得开心、快乐。在大脑中寻找一句简单的祝福语送给他，比如"愿你今天轻松自在"。

3. 将注意力转移到下一个你见到的人然后重复练习。给你见到的其他人投射"仁慈炸弹"，并在此过程中享受练习。

4. 继续练习几分钟。如果没有合适的人选了，那么可以回到已经练习过的人身上。或者，你也可以将自己作为练习对象，送给自己一些仁慈之心。

5. 当你已经到达了目的地，或者已经准备好继续今天的生活，可以暂时放下慈心祝福语。但是，你可以在一天中的任何时候随时回到这个练习中来，并将其作为善良意图的提醒。

47
练习

正念媒体

时间：20 分钟

在日常生活中，你会听音乐、看电视、读报纸等。如同我们吃进身体的食物一样，这些活动有益于健康的，也有不利健康的，它们在提供知识和娱乐的同时，也会引发我们在大脑和身体层面的焦虑和压力，或者迫使我们断开与大脑的联结。此练习可以提供一些不同的方法让我们将正念带到这样的时刻。不过，你无须严格地按步骤顺序进行练习。

步骤

1. 考虑一下你要选择的娱乐活动会给你带来何种影

响。阅读报纸能让你获得新知，还是会火上浇油、加重你的挫败感？也许，观看的电视节目中的一些暴力画面会让你感到紧张焦虑。这样做并不是为节目、故事或歌曲贴上好与坏的标签，这仅仅是去识别你的选择带来的影响。

2. 当你花时间在这新闻媒体上时，留意你的大脑和身体的反应。如果你是在看电视，你可以在电视播放广告的时候将其静音。当你在读新闻故事时，读几个段落后就停下来。留意身体内出现的压力、焦虑以及能量的增加等状况。

3. 不管你是在看电视、读报纸还是在听音乐，都尝试着全然地与当下的体验在一起。观察电视里的人物，注意新闻中的细节，聆听一首曲子中的每种乐器。用全部的注意力沉浸在这体验中。

破坏娱乐活动

　　可能你会觉得这个练习会破坏这些娱乐活动所带来的体验。例如，我们大多数人看电视都是为了打发时间，而非相反。当你开始挑来拣去，这项娱乐看起来就变得没那么有趣了。这很正常，这也是练习的一部分。看看你能否仍然带着感恩和轻松的态度来面对这些体验。不要太认真，留意在进行这些娱乐活动时你的快乐、欢笑和其他积极的反应。

48

练习

正念驾驶

时间：10 分钟

　　开车可能会给人带来压力感、让大脑进入"自动驾驶"模式或令人十足地愤怒。但是，与正念洗澡类似，这也是培育正念的绝佳机会。因为从某种程度上来说，它可以自然地让你从一种活动过渡到另一种。

　　如果你在开车，记得安全永远是第一位的！可以先在停车场、附近的街区或让你感觉舒服的地方进行练习。正念驾驶有助于你在开车时集中注意力，让你可以成为一个更好的驾驶员。

步骤

1. 请在真正开始驾驶之前来进行这个练习。请坐在车里,去感受各个接触点。把注意力放在脚下的踏板上,感受坐在座椅上的感觉,感受手里的方向盘。在发动车子时,倾听车辆启动发出的声音,感受启动时的感觉。

2. 在车辆开始移动时,将注意力放在驾驶体验上。不需要做什么特别的事,只是带着当下的觉知来观察你的体验。留意其他车辆、驾驶的声音以及出现的任何事物。

3. 可以进行简单的标记练习。当听到转向灯发出的声音时,在头脑中标记"转向灯"。开始转弯时,标记"转弯"。当车辆开动时,留意汽车的移动、汽车发出的声音、周围的风景以及你的身体的感觉。

4. 当你看到其他的司机时,可以送给他一句慈心祝福语。对那个人说:"愿你轻松自在地驾驶。"

49

打发时间

时间：10 分钟

　　无论多么繁忙，你总会有一些空闲的时间需要打发。空闲时，你可以浏览社交媒体软件上的内容，在手机上玩游戏或者读报纸。如果只有几分钟的零散时间，你可以利用这段时间来做练习。无须告诉自己这些习惯是好的还是不好的，你可以将其作为你的正念练习专注的焦点，以此来帮助你恢复元气、得到休憩。

　　你也可以利用这个练习让自己从工作和日常生活中抽出身来，花几分钟时间回到当下。这个练习主要集中在智能手机的使用上，因为这也是许多人在日常生活中打发时间的常见方法。

步骤

1. 如果有几分钟的闲暇可以打发，留意一下你通常的打发时间的习惯性冲动。（这并不是要你将习惯标记为错误的或不好的，这仅仅是观察而已。）

2. 当你开始日常的打发时间的活动时，将正念带入这一活动。如果你掏出了手机，那么在做这个动作的时候留意大脑的状态。当你在浏览社交媒体内容的时候，在玩游戏的时候，在读报纸的时候，是否可以一直保持临在？

3. 将视觉作为觉知的目标。观察你正在做的事情。留意你看到的事物的整体以及组成它的每一个部分。留意事物的颜色、形状、运动以及任何吸引你注意力的方面。

4. 在点击屏幕或与手机互动时，带着正念留意身体与手机之间的沟通。

5. 继续正念地打发时间，带着温柔的觉知参与到这些活动中去。当你中途休息时请不要评判自己。为自己能够利用休息时间照顾自己和培育正念而感到自豪吧。

50
练习

平静大脑

时间：10分钟

在忙于日常生活时，你可能会留意到你的练习离觉知越来越远。大脑会连续几小时进入自动导航模式。这有时可能会给你带来焦虑感或者让你的大脑高速运转。

可以经常做这个平静大脑的练习来帮助自己安定下来。如果你放松且专注，那么做事就会更有效率，也可以更好地参与当下的体验。

步骤

1. 放下手边的任务，花10分钟时间来练习。留意你大脑中的感觉是怎样的。如果大脑中出现的想法都是关于家务、任务或者未来，那么只是留意它们的出现。

2. 利用呼吸帮助身体放松。在吸气时，放松全身。呼气时，放松肌肉。

3. 请认识到，虽然大脑可能并不总是按照你的想法行事，但因为它你才能体验开心、快乐和感恩。带着与想法建立温柔关系的意图给大脑准备一些慈心祝福语，比如"愿我的大脑处于平静状态""愿我与大脑和平共处"。

4. 继续重复这些祝福语，指引它们抵达大脑。将头脑中的这些祝福语作为觉知的目标。尝试倾听头脑中的词句，与其中的意义联结。

5. 当留意到脑中有不安、焦虑或亢奋的情绪时，选择一个词来进行标记。可以标记"想法""焦虑"或者当下你想到的任何词语。然后，回到你的祝福语上。

6. 继续重复这些祝福语。记得要柔和，无须强行或努力集中注意力。如果大脑走神了，只是去留意它现在就是如此，然后再温柔地将它带回来。

让平静的大脑陪着你

　　在回到日常生活中时，你也可以进行这个练习。在全天中，留意那些大脑尤其活跃或焦虑的时刻。运用它作为觉知触发器，停留片刻，留意头脑中正在出现的想法，向大脑发送祝福，愿它轻松自在。可以多做几次这个练习再回归到生活中。这个练习有助于训练大脑带着友善和觉知去回应，而不是跟着随时出现的想法跑。

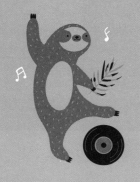

第三部分

正念情绪

困难、疼痛或挑战性的体验常常使人脱离正念状态。我们每个人都会经历焦虑、失望、悲伤和愤怒的时刻。在这些时刻，你有选择如何回应的机会。带着正念来面对痛苦的情绪，你就学会了新的与其相处的方法而非将它们推开或者抵抗它们。一段时间之后，当你再次面对困难时刻的时候，你就能带着关怀和觉知去回应，不再会有那么激烈的反应。

这部分的练习提供了不同的方法和工具来帮助你带着觉知、同情心和温柔去应对困难的日子。

51

练习

让身体保持"平静"

时间：15分钟

　　当大脑焦虑不安时，身体也会如此。幸运的是，大脑和身体是相互影响的。当身体"平静"下来时，大脑也会相应地放松下来。

　　我曾经与一位专业的冥想练习者共同冥想静修过一个月。共修期间，我学习了这个练习。它可以有效地促使身体放松，所有人都可以尝试。

步骤

1. 找到一个合适的姿势来练习。你可以坐着、站着或躺着。在任何时间、任何地点，只要你想安静下来，都可以做这个练习。

2. 闭上双眼。将注意力放在鼻翼下方，感受呼吸的感觉。做几次深呼吸来回到当下此刻的体验上。

3. 先从左臂开始。吸气时，想象整个左臂充满了呼吸带入的能量。呼气时，想象通过指尖将能量释放出去。在此过程中，将注意力放在左臂上，让觉知专注于身体本身和想象中的画面。大脑走神时，再温柔地将它带回到呼吸上来。

4. 在两三分钟之后，再将觉知转向右臂。吸气，让整个右臂填满呼吸带入的能量。呼气，通过右手的指尖释放能量。继续用右臂练习几分钟。

5. 现在，将觉知转移到躯干上。在吸气时，想象整个胸腔和腹部都填满了呼吸带来的能量。呼气时，将气体向下推移，直到脊柱下段和尾骨。

6. 几分钟之后，继续将双腿带入练习。先从左腿开始练习几分钟，让呼吸沿着左腿向外散出去。再转向右腿，继续这样练习两三分钟。

7. 将身体作为一个整体来练习。吸气，让呼吸填满整个身体。想象身体从头到脚都充满了呼吸带进来的能量。呼气，让气体通过指尖、脊柱下端和脚趾散出去。

52
练习

应对消极情绪

时间：15 分钟

　　不管你怎么尝试着积极地思考问题或者对未来保持乐观，不愉快的想法总是会出现。你无法避开它们，假装它们不存在是没有用的。正念练习可以帮助你带着好奇心来处理这些想法。当你能够对不开心的想法建立一套理解模式时，它们就不会对你构成太强的牵绊了。学会让想法如其所是，而不要去消耗自己。

　　这个练习能让想法离开，当消极想法出现时，你就可以更好地处理。

步骤

1. 闭上眼睛，将注意力放在身体的接触点上。感受自己坐着，非常扎实安稳。深深地呼吸，感觉身体被椅子和坐垫牢牢地支撑着。

2. 留意大脑中的体验。注意一下是否有任何想法出现，试着去识别一下其中伴随的各种情感。特别留意一下消极情绪，标记你此刻的感受或想法。尽量避免使用"消极"这个字眼。相反，可以使用"悲伤""不快""烦恼""疼痛"或其他词语来代替。

3. 继续练习 5 分钟，注意出现的想法和伴随的感觉。

4. 将无常作为练习的关注点。看到每一个想法，当它出现的时候，承认它。继续留意你的想法和感觉。可以用"来、去""出现、消失"这样的词语来标记。

5. 5 分钟之后，回到身体，做几次深呼吸。提醒自己，想法会来来去去，不管是否相信每一个想法，你都有选择权。

放下评判

　　你可能会留意到这个练习的标题包含了"消极"这个词，但是练习本身可以涵盖任何出现的想法，不管它们的感受基调如何。当你识别出消极想法时，你会马上评判并产生抵制。相反，试着去留意每个想法的感受基调，就算这可能并不令人愉快。但是，这有助于消除大脑中出现的评判。

53

停止反刍负面情绪

时间：15 分钟

反刍负面情绪是妄想观念的最突出的表现形式之一。虽然已经不能改变过去发生的事实，但你还是会不免执着于过往。你总是充满怨恨，回想过去的对话，自我打击，不断地回想事件的整个过程。我们每个人都有这样的体会，这种体验是相当痛苦的。正念练习有助于你清楚地了解那些模式，让你带着耐心和理解去回应它们，并让你逐渐从那种力量中抽离出来。

反刍负面情绪经常表现为大脑中不停地出现"吵闹的画外音"——一整天都萦绕在你脑海中的一连串的消极情绪。这个练习可以帮助你召唤出内心的声音，将其置于阳光下，详细梳理，并且有希望能减少它对你的一些控制。

步骤

1. 闭上眼睛让身体放松。可以利用呼吸帮助身体放松。伴随着每次呼气，让身体的肌肉一点点变得更加柔软。也可以有意识地把注意力放在腹部、肩膀和下巴上。

2. 观察大脑中出现的想法。如果你又开始思考一些特定的问题，承认这个事件或状态的存在。

3. 换一个角度来看待大脑中的想法，从好奇心和兴趣的角度来检视它。

4. 开始学着安之若素，在强烈的情感中找到一种平衡状态，放下执念。问问自己在过去能否改变这种情形。为自己诵念带有平静感和同情心的祝福语。

> 我无法改变过去。
> 愿我与大脑平静相处。
> 愿我关照这个困难。

5. 这样练习几分钟之后，将注意力拉回到当下。虽然你无法控制过去，但是你此刻拥有对当下的掌

控。放下对负面情绪的反刍，承认自己可以有多
种方式来激发快乐。在头脑中静静地诵念以下祝
福语。

> 愿我带着智慧做事。
> 愿我带着同情心去回应。
> 愿我忘记过去，勇往直前。

6. 继续诵念 5 分钟左右。如果负面情绪再次出现，
回到你的祝福语上，把注意力放在继续前行的意
图上。

7. 带上这些祝福语，结束练习。无论何时，如果大
脑又陷入对过去的思考模式，诵念几句有关平静
或明智行为的祝福语。

54
练习

释放压力
时间：10 分钟

　　有些情感携带着一种强大的能量，让大脑变得异常活跃、身体变得紧张。这种情况通常发生在愤怒、焦虑或当你感到不堪重负的时候。在这样的时刻，发泄情绪也是有益处的。你可以用这个练习来释放压力并为你的体验增加一丝温柔。

步骤

1. 闭上双眼，专注呼吸。做几次深呼吸，让胸腔完全吸满空气，然后再轻柔缓慢地把空气释放出去。

将注意力放在胸腔的起伏上。

2. 识别自己的感觉。不要完全占有它或让它消耗你。试着给它命名，这样可以激发你对它的一点儿爱意。例如，如果你正感觉到愤怒，你可能会留意到此刻呈现的是"愤怒"。或者，也可以将其命名为"小家伙"。用这种方法有助于你将自己与这种情感分离，同时从更愉快的角度来面对它。

3. 看看能否在身体的某个位置感受到这种情绪：可能是胸腔部位感觉紧张、胃部感到凹陷，或是肩膀处有紧张感。不要试图摆脱这种情绪，试着为其提供空间。把这个位置的情绪想象成一个密度很大的球体，让它流经整个身体，然后流出体外。把觉知放在呼吸上可以帮助你在练习中稳定自己。

4. 在吸气的同时吸入这种情绪的精华。呼气时，将能量呼出去。呼吸时，可以想象自己将这种情绪温柔地散发出去了。不要试着将情绪推开，相反，只需要温柔地允许它继续存在，你甚至可能马上就可以和"愤怒"或"小家伙"说再见了。

55
练习

这种情绪是什么样的

时间：10 分钟

这个练习是将本书中的"身体扫描"练习和一些与情绪相关的练习做了一些调整。当你感到情绪压力让你不堪重负，并且无法明确表达出是什么情况时，选择这个练习是很有帮助的。

做这个练习，需要准备好笔和纸（或笔记本）。

步骤

1. 请抽出 10 分钟时间来做这个练习。你可以在一天中的任何时间做这个练习，但是，如果能够在留意到强烈情绪的时刻来做这个练习是更有帮助的。你可能会体验到焦虑、压力或一些令人愉悦的感觉，比如快乐或感激。

2. 睁开眼睛，把觉知放在身体上。识别出身体中能感受到这种情绪的部位。例如，许多人会在胸腔、胃部和四肢体验到焦虑感。愤怒和恐惧经常会影响胃部或引起肩膀的紧张感，也会让人皱眉。

3. 识别出身体的这种情感体验，将你的感觉记录下来。简要地记一下感觉出现在哪些部位，你的感受是什么样的。继续观察身体然后写下观察体验，如此循环往复。尽你所能，尽量详细地记录。

4. 在你了解了身体的体验后，再将觉知转向大脑，去探索个人想法和整体精神状态。大脑的状态可能是焦虑不安的、充满希望的或是正渴望去修正某事。那些个人想法可能是关于一个人、一件事或是一个需要解决的问题。同样，在留意到它们的时候，将其记录下来。

5. 闭上眼睛休息一两分钟。闭着眼睛，将注意力放在视觉感官上。如果感觉到了移动，或者，如果

大脑正在将某事物视觉化，留意一下，看自己是
否感觉到了黑暗或是光亮。这里没有所谓的正确
答案。睁开眼睛，记录下你的体验，不带有任何
评判。

6. 认真仔细地慢慢阅读你记录下来的东西。结束时，
看看自己有没有感觉到更清晰。

● 渴望和厌恶 ●

　　大脑会习惯性地渴望愉快的体验而远离令人不
愉快的东西。在正念练习中，渴望和厌恶是造成痛
苦的两大主因。当你发现自己在渴望更多愉快的体
验或者推开那些不愉快的体验时，留意一下。你不
需要改变或期待什么。当大脑陷入让你喜欢或让你
不喜欢的某些体验或感觉时，留意一下，也记录一
下这些体验。

56
練習

冷静下来

时间：15分钟

愤怒的情绪非常消耗人，并且会引发有害或无效的行
为。当愤怒的情绪出现时，大脑会成为恶劣想法、评判和
执念的受害者。通过创造一些空间，带着具有同情心的觉
知来回应愤怒，你可以变得更有韧性，并调整你对愤怒的
反应。如果你正处于愤怒之中，这个练习可以为你提供一
种应对愤怒的方法。

步骤

1. 当你留意到愤怒、失望或烦躁的情绪时，闭上眼
睛。意识到自己正在感受愤怒，不要尝试去摆脱

它、说服自己逃离或者假装它不存在。

2. 深呼吸，让气体到达腹部。感受胸腔和胃部都填满了空气，然后缓慢呼气。呼气时，努力彻底清空肺部。这样深呼吸几分钟。

3. 在脑海中回忆一个引发你愤怒的情景。如果是刚开始做这个练习，那么选择一些轻度沮丧的情况会比较有帮助，因为暴怒的情形可能会让人感觉不堪重负。

4. 当你专注于大脑中出现的愤怒时，请让自己去感受一下身体中正在发生什么。留意愤怒带来的感觉。你可能会感觉到肩膀紧张、呼吸变浅、胃部凹陷，或者身体上其他方面的改变。

5. 带着富有同情心的觉知关注身体的每一个体验。通过标记"紧张"来识别紧张，与这种体验在一起，进行几次呼吸。然后，开放觉知，看看身体中还出现了什么感觉。

6. 检视身体的愤怒，10分钟之后，将注意力转向大脑的觉知。问一问自己：愤怒之下是什么，引起愤怒的原因是什么。可能是有疼痛的感觉、背叛、

想要控制一些东西或者缺乏安全感。如果一开始
找不到原因，就耐心地等待，看看是否会有什么
东西出现。

7. 如果你留意到了愤怒的本质是什么，命名它。如
果发现自己被伤害了，标记"伤害"。用一些富有
同情心的祝福语去回应，比如"愿我学着去关爱这
种疼痛"。

8. 结束练习时，停下来记录一下。写下关于身体的
发现、愤怒背后的东西以及你尝试用同情心去回
应时的感觉。继续体验愤怒时，你就会带着智慧
和耐心去看待它。

57
练习

微笑

时间：10分钟

正念练习就是去感受你的感觉。你不需要避开或推开疼痛，带着关爱和注意力去接纳它。但这也并不是说你必须痛苦地坐着，什么都不做。简单的微笑练习实际上可以触发大脑和身体的快乐，有助于释放痛苦。在这个练习中，你可以正念地专注于温柔的微笑所带来的感觉上。

有时，你的快乐就是你微笑的源泉，但是
有时你的微笑又是你快乐的源泉。

——一行禅师（Thich Nhat Hanh）

步骤

1. 闭上眼睛，找到一个舒适的坐姿。可以的话，请保持背部挺直，带着能量去觉察大脑和身体。

2. 将注意力随着呼吸带到身体的感觉上来。从腹部开始，注意它的起伏升降。让身体按照自己的节律呼吸。不需要采用任何特定的呼吸方式。

3. 2分钟之后，将注意力转移到胸腔。随着身体的呼吸，感受这个部位的扩张和收缩。如果发现大脑走神了，就简单地把觉知拉回到胸腔。再继续这样练习2分钟。

4. 现在，将注意力移至鼻孔。你可能会在鼻尖、鼻根或上嘴唇处感受到呼吸。留意呼吸时这个部位的细微感受。

5. 轻轻地开放觉知并扫描脸部。从额头到脸颊，留意身体上的感觉。把注意力移至眼睛、嘴巴、下巴、脸颊以及任何吸引你注意力的地方。

6. 轻柔地微笑。可以回想一些能给你带来快乐的东西来让自己微笑。在微笑时，留意脸部和呼吸的感觉。注意呼吸的变化、脸部肌肉的变化以及出现的任何感觉。

7. 你可以试着微笑，然后结束微笑，这样重复几次。体会一下，每次这样做的时候身体的感觉是怎样的。

8. 在结束练习时，睁开眼睛，微笑并保持一会儿。然后慢慢地收起微笑。

58
练习

按压手指观呼吸

时间：5分钟

这个练习来源于我的太太伊丽莎白女士。作为一位婚姻家庭助理治疗师，她将正念融入和年轻人有关的工作中。虽然她主要教年轻人做这个练习，但我发现这个练习同样适用于各个年龄阶段的人群。练习中的技巧可以用来稳定和平静大脑，并使其更加专注。

步骤

1. 无论何时，如果你想拥有一些正念时刻，都可以开始这个练习。不管开车、静坐、站立还是走路时都可以做这个练习。

2. 首先从一只手的拇指和小手指开始。吸气时，温柔地将拇指移动到小手指的指尖。

3. 在吸气和呼气之间短暂地停留，轻柔地将拇指和小手指贴在一起按压。

4. 呼气时，轻柔地将拇指向下移动。

5. 继续用其他手指练习。在食指的练习完成之后，再回到小手指上。

6. 你要是喜欢的话，这个练习做多少次都可以。可以单手练习或双手同时练习，抑或让两只手轮换着练习。在移动手指呼吸时，将觉知放在呼吸和手指的同步运动上。

59
练习

延长呼气

时间：10分钟

　　这个练习同样源自伊丽莎白女士。你的身体呼吸的方式展现了很多你当前的体验。在焦虑或愤怒时，你会发现呼吸会变得浅短、急促。在休息时，呼吸则会慢下来并且变得深沉。呼吸、身体和大脑之间是互相影响的。你可以通过深呼吸来告知神经系统自己是安全的。这个练习还作用于副交感神经系统，该系统是负责安全、放松和自在等感觉的。

步骤

1. 在任何时间做这个练习都是可以的。当你在经历焦虑、愤怒或任何其他让你心率加快的情况时，做这个练习都能很好地帮到你。

2. 将觉知带到呼吸上。可以选择聚焦在身体的一个部位上。腹部和胸腔都是不错的选择。

3. 在练习开始的第一分钟里，吸气时数 3 秒钟，呼吸时数 4 秒钟。尽己所能地在大脑中计时。

4. 尝试吸气时数到 4，呼气时数到 5，让呼吸变得绵长。

5. 一两分钟之后，继续延长呼吸。吸气时数 5 秒钟，呼气时数 7 秒钟。在呼吸时把注意力放在身体的感觉上。

6. 几分钟之后，尽你所能地延长呼吸。放下紧张和压力，鼓励自己更深入地呼吸。记得呼气的时间要比吸气更长一点儿。

7. 10 分钟之后，不再计数，按照自己的节奏做几次深呼吸。回到生活中，不要立刻恢复浅短的呼吸。

60

练习

以关爱之心面对困难

时间：10 分钟

　　在面对困难情绪时，我们通常会寻找一些方法来改变我们的感觉，会尝试深入思考这种情绪体验或者转移注意力。带着正念面对这些时刻需要一些耐心和同情心。关心疼痛的经历有助于你去感受这种体验并且带着清晰的思路看待它。这个练习可以帮助你练习与困难情绪在一起而不是将其推开。

步骤

1. 如果你此刻正经历一些困难，可以开始这个练习。

这些困难可以是一种情绪体验，比如愤怒；也可以
是一种意识上的体验，比如千丝万缕的想法；或者
是外在的身体感受，比如做了一整天繁重的工作；
或者是你在日常生活中遇到的任何困难。

2. 如果留意到自己正在经历困难时刻，那么就将觉
知带到这种体验上。不要抗拒它或试图将它推开，
去直面它。

3. 将手放在心脏的位置。这样可以刺激迷走神经，
使副交感神经系统活跃。

4. 去识别疼痛感，继续把手放在心脏的位置。以下
这些祝福语能够帮助你识别困难、直面困难并带
着同情心去回应：

> 这是一个疼痛（或者是不舒服、困难等）的
> 时刻。
> 我无法避开人生所有的困难。
> 我关心这种苦难。

5. 带着关注困难的意图不断对自己重复这些话语。
如果大脑想要缓解痛苦或解决问题，就只是回到
这些祝福语和自我关怀中去。

6. 10 分钟之后，将手从胸前移开。困难可能并没有消失，但是请记得，一天中随时都可以再次默默地对自己说这些祝福语。

61
练习

以温柔之心对待他人

时间：15分钟

　　人类是社会性动物，当我们彼此友好相处时，就是一件特别美好的事。但也有一些时刻，别人会给我们带来伤害或激怒我们。这时，我们的心就会筑起一道墙，并逐渐关上心门进行自我保护，以此来保障自身的安全和快乐。

　　然而，你也可以敞开心扉，训练它带着关爱去回应那些让你失望的人。这是一个有关慈心和识别伤害的练习。

步骤

1. 闭上眼睛，找到一个舒适的冥想姿势。将慈心带到大脑和身体。放下紧张、压力，温柔地让自己安住于对当下此刻的觉知中。

2. 在脑海中想象一个正在遭遇困难的人。如果这是你第一次做这样的练习，尝试选择一位只是遇到中等程度挑战的人。他可以是曾经激怒过你的人或者是由于某种原因感到挫败的人。

3. 想一想，他和你一样，也是普通人，会有各种情感体验，比如快乐、爱、伤心和难过等。开始想象这个人面带微笑。

4. 给予他一些赞赏性的快乐祝福语。请记得，这个练习的意图就是打开你的心扉，去关爱这个人的快乐。请使用以下这些祝福语：

愿你开心。
愿你的开心持久。
愿我为你感到开心。

5. 几分钟之后，想象这个人正在经历疼痛或伤心。在你这样做时，留意你的大脑或身体有何反应。为经历困难的这个人提供一些带有同情心的祝福语。如果你没有完全感受到这些祝福语也无妨。此刻，尽可能为他提供更多祝愿：

> 愿你远离苦难。
> 我看到了你的痛苦。
> 我关心你的痛苦。

6. 在脑海中想象这个人遇到的苦难。把注意力放在你的大脑和身体对这种困难的反应上。带着充满关怀的祝福语去回应自己，为这种不愉快的体验带去关爱的意图：

> 愿我远离苦难。
> 愿我能清晰地看到痛苦。
> 愿我能带着同情心去回应。

62

宽恕错误

时间：15分钟

"怨恨"的英文"resentment"来源于拉丁语词根。它的本义是"再次感受"。我们都会有怨恨的情绪，紧紧地抓住过去的伤害不放手。这是一种痛苦的体验。当你抓住某物不放时，这种痛苦的感觉就会重复出现。

有时，这些怨恨的感觉像是在为未来的伤害提供担保。带着宽恕，你可以为心灵释放出空间，让爱和关心在此生根发芽。宽恕的练习可以帮助你放下痛苦经历，让大脑和心灵变得自由。

步骤

1. 找到一个舒适的冥想姿势，让身体轻柔地放松下来。留意身体内任何的不舒服或紧张感，让它变得柔软。

2. 在脑海中想象一个你怨恨的人。如果是刚开始接触这个练习，不要选择让你有强烈怨恨感的人。选择一个稍微容易一些的会比较好。留意一下这种伤害是如何产生的以及你为何感觉到怨恨。

3. 与培养开放和爱意之心的意图联结。如果有抗拒的情绪出现，那么留意它的存在，不要将它推开。重启心门需要时间，所以对于任何事情都不要强迫。

4. 给予自己一些宽恕的祝福语，尽己所能地与这些话语进行联结。在大脑中默念这些词句，找到节奏。随着每次呼气或每两次呼气后，念出祝福语是有帮助的。诵念以下祝福语：

我原谅你（或者此刻我尽己所能地去原谅你）。

愿我心中释放这种痛苦。

5. 默念这些祝福语六七分钟之后，暂停一会儿。把
注意力转向自己，承认自己也会给他人带来伤害。
你无须联想给他人造成伤害的具体事件。只是承
认，不管是有意还是无意，你确实曾经给别人带
来过伤害。在脑海中回想一位你曾经伤害过的人。
运用以下祝福语，求得这个人的宽恕：

> 对于我给你带来的任何伤害，我请求你的
> 宽恕。
> 愿你的内心留有宽恕我的空间。
> 愿我们原谅彼此。

6. 5分钟之后，让注意力回到自己的身体上。在睁开
眼睛之前将觉知放在呼吸上，深呼吸几分钟。

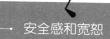

安全感和宽恕

在你选择宽恕时，可能会感觉自己很软弱或者
把自己暴露在未来的伤害中。记住，宽恕并不是让
你允许某些人重新回到你的生活并再次伤害你，或

者让你对某些人的行为妥协。你可以在放下怨恨的同时保持一种良性的边界感。一颗宽容的心会出于自我关爱设立边界，而一颗怨恨的心则是出于恐惧设立边界。

63

练习

RAIN

时间：20 分钟

我不确定这个练习的出处，但我知道这个练习源于心理学家兼冥想老师塔拉·布拉赫（Tara Brach）的师资培训课。RAIN 的四个字母分别代表：识别（recognize）、允许或接纳（allow or accept）、探查（investigate）和滋养（nourish）。这是我个人时常做的练习。你可以带着任何体验来做这个练习，也可以将它作为一个单独的冥想练习。练习之后你可以带着轻松自在继续当天的生活。在遇到困难情绪和想法时做这个练习尤其有帮助。

步骤

1. 舒服地坐下。把觉知带到当下的体验上。闭上眼睛，给自己一两分钟的时间去留意你听到了什么，身体中感觉到了什么，大脑中出现了什么。

2. 回想一段困难经历或一种困难情绪。首先去识别这些想法的出现、身体的感觉以及你经常能听到的内心评判的声音。花几分钟时间去承认困难的存在，专注于你的体验中困难所表现出的不同方式。

3. 进入下一个阶段：允许或接纳。如果有不开心的情绪，大脑会习惯性地去摆脱这些体验。我们要做的则相反——允许它的存在。给自己一些平静和接纳的祝福语："此刻，如其所是。"继续带着接纳练习 5 分钟。如果大脑开始将困难推开，就将困难带回来。

4. 现在开始更深入地探查身体。在 RAIN 练习的第一步，你已经识别出了自己的感觉。在"探查"这一步，让好奇心来发挥作用。问一下自己：哪里感觉脆弱，这种情绪如何作用于你，你是否相信自己可以从这种痛苦中解脱出来。

5. 在最后 5 分钟时间里，培育自我关怀之心。整个
练习都是有关自我关怀的，带着觉知来关注痛苦
而不是去否定它。努力给自己一些富有同情心的
祝福语并打开心扉。

—————— 不认同 ——————

　　RAIN 中最后一个字母 N 也可以指"不认同"
（non-identification）。这个词听起来虽然没有"滋
养"这个词那么诚挚，但它也可以为你提供强大的
力量。你可以按照上述步骤进行练习，但是到最
后时，练习"放下体验"：让自己意识到这个想法
或练习并不是你，也不属于你；这是一个变化无
常的过程，它会像所有体验一样出现和消失，放
下它。

64
练习

5-4-3-2-1

时间：15 分钟

　　当你不堪重负地在痛苦的情绪中挣扎时，你可能会彻底地被它困住。正念练习可以帮助你留意发生的一切。当你发现自己情绪负担加重时，可以通过这个练习把自己带回到当下此刻。只需要花几分钟时间就能邀请自己回到当下。

步骤

1. 睁开眼睛，找到你能看见的五样东西。你可以大声地将它们说出来或者在脑中默念。将这些东西

——记在脑中。

2. 留意你身体中的四种感觉。你可以大声地把它们
   说出来或在脑中默念。让觉知休憩于每种感觉上，
   做几次深呼吸。

3. 命名你听到的三种声音。试着选择三种不同的声
   音，而不是三次都选择同一种声音。

4. 标记两种你能闻到味道的东西。如果你此刻不能
   闻到两种东西的味道，那么可以换个地方，更近
   距离地去闻一些东西。

5. 找到一种你可以品尝到的食物。可以尝一尝剩下
   的晚餐、牙膏或仅仅是你的呼吸。如果你此刻无
   法找到能品尝的东西，那么标记你日常喜欢的一
   种口味。

65

你能应对它

时间：10 分钟

　　你比想象中更有能力应对困难情绪。虽然困难情绪有时会占据上风，但是它们总会过去，你终究会成功战胜它们。带着正念度过困难情绪，可以训练自己认识到自身具有的韧性，清晰地看见你可以处理困难。你能够训练大脑知道自己一切安好。

步骤

1. 闭上眼睛，调整到一个舒适的姿势。让自己安住在身体里，感受地板上的脚、与椅子或坐垫接触的身体以及呼吸的起伏。

2. 在大脑中回想你最近经历的一次困难情绪。不要沉迷于故事，将注意力放在感觉上。可以先将注意力集中在身体上。当这种情绪呈现时，身体的感觉如何？

3. 感受身体内的情绪，探查自己与其相处的能力。感觉到有什么不堪重负或无法掌控的吗？问一问自己能否在这一刻应对这种感觉？继续将注意力转向身体的体验，检视自己能否与它共处。

4. 几分钟之后，将注意力移至大脑和精神的状态上。当这种情绪出现时，大脑在做什么？留意想法的出现和大脑的总体感觉。再次问问自己是否出现了什么让你觉得难以应对。

5. 在最后两分钟，反思一下你生活中曾经经历的疼痛和困难。从小小的失望到更悲伤、更不幸的经历，你在此刻都能成功应对。觉察你本就具有的韧性，记住，你自己确实有能力应对这些。

66
练习

面对 "糟糕的一天"

时间：15分钟

　　我们都有过这样的经历，就是有时候什么事情都不顺心。你可能会感觉身体不适、情绪消耗或强烈的责任感让人不堪重负。将这一天标记为 "糟糕的一天" 可能会让你感觉好一点儿，但是这常常不太准确——没有哪一天是完全糟糕的。总是会有一些好的方面，无论它多么微小。你可以训练大脑去识别 "好" "坏" 两个方面，以帮你看清一天中的那些令人高兴、愉悦的时刻，并且让大脑意识到所有这些时刻都是变化无常的。当你感到痛苦时，你可以带着同情心去回应并且重新改写今天发生的事情。

步骤 🐷

1. 当你某天过得不太顺利时,非常适合做这个练习。找到一个安静的地方,花几分钟时间安静地坐一会儿。

2. 闭上眼睛,安住于身体中。感受自己安静地坐着,感受身体与椅子或坐垫的接触,感受身体随呼吸的起伏运动。

3. 把你今天遭遇的困难带入大脑。你可以选择一件具体的事情、一种整体上的感觉或者是大脑中自然出现的任何东西。

4. 当"糟糕的一天"这种感觉出现时,把注意力放在这种体验上,留意一下身体上有什么感觉、大脑里有什么想法。避免把它们割裂开来,把注意力放在整体的体验和情绪上。问一问自己,经历了困难的一天后的感觉怎样。

5. 觉知这种感觉,给自己一些关怀。同时将部分觉知放在大脑和身体的体验上。可以默默诵念这些祝福语:

> 这是一个痛苦（或困难、不舒服）的时刻。
> 愿我带着关爱的觉知解决这个痛苦。

6. 像这样与自己共情 5 分钟之后，停止诵念。回想一些今天给你带来快乐或满足的事情，看看是否能够找到一些没有不适或疼痛的时刻：也许是你早上睁开眼睛的时刻，与朋友或同事进行一次愉快的谈话的时刻，或是你享用午餐的时刻以及不专注于困难的时刻。

7. 当大脑中出现一些事情时，与这种体验带来的感觉进行联结。承认自己虽然可能经历了很难的一天，但现在就是从痛苦中解脱的时刻。简单地诵念一句祝福语："愿我感激这一时刻。"

8. 继续在脑海中回忆你今天经历的其他令人满足的时刻。每当有新的经历出现时，与它在一起，同时做几次深呼吸并重复那句祝福语。如果一天中少有快乐的体验，那就找一些平和的时刻来进行练习。

9. 在结束练习时，花 1 分钟时间反思一整天的生活。

无须否认你度过了糟糕的一天，同时，也承认这
一整天也并不完全是令人不愉快的，事实上，许
多时刻都是愉快的或中性的。

67

喜欢自己

时间：15分钟

　　频繁地自言自语并不是特别友好的行为。你会自责，会去遵循一些不切实际的标准，会让自己一直聚焦在如何能变得更好的想法上。带着正念，你可以专注于这种声音并接纳这些想法。

　　你也可以专注于你所喜欢的自己的某些方面。即使它们平时不太明显，但都是你所喜欢的自己的一部分。在这个练习中，你可以将觉知带到你所拥有的这些特点上，并为自己提供一个有关自我的全面图景。

步骤

1. 闭上眼睛，找到一个舒适的姿势坐下。将觉知带到身体呼吸的感觉上。可以把注意力放在胸腔、腹部或鼻孔。在前面几分钟，让大脑安静下来，根据需要，多次把注意力拉回到呼吸上。

2. 在大脑安静下来后，首先在脑海中想象要对自己进行感恩的一些方面。从身体开始。问一问自己喜欢身体的哪些方面，停下来，感激片刻。它们可能是身体特征方面，比如头发或皮肤；或者是身体素质方面，比如力量或灵活性。当一些东西出现时，用几次呼吸的时间，与这种喜欢自己的某些部分的体验在一起。

3. 专注于身体一两分钟之后，将注意力转向大脑。观察大脑所具有的特质和情绪体验。问一问自己，欣赏自己的大脑、洞察力和个性的哪些方面。再次，如果一些东西出现，就只是简单地与这种喜欢的体验待在一起。

4. 在最后几分钟里，专注于传统的五种感官：视觉、嗅觉、味觉、听觉和触觉。运用每一种感官，去识别它们带给你的美好和快乐体验。例如，识别你的听觉，让自己去倾听一个所爱之人的声音；识别你的触觉，它可以让你去感受拥抱的舒适感。与每种感官在一起，看看它们能带给你什么样的礼物，学会感恩。

承认评判

不管是在这个练习中还是在日常生活中，你可能会留意到，关于当下的体验，内在总会有评判。记住，你无须相信你的每个想法。你所识别的想法和评判越多，它们所具有的力量就越薄弱。试着感谢想法的出现，然后让它如其所是。不要将其推开，让它自行出现并自行消失。正念地去识别出现的想法，并感激自己在不断地熟悉自己的想法模式。

68
练习

识别需求

时间：15分钟

当你开始专注地进行正念练习时，你可能也会开始留意到你的困难和挣扎。正念的一部分就包括识别你在这些时刻的需求。我邀请你通过一种自我提升和自我解脱的方式来回应你的需求，而不是延长痛苦和困难的持续时间。这个练习提供了一种具体方法，让你停下来看一看你在特定时刻的需求。

步骤

1. 尽可能坐直，轻柔地闭上眼睛。关于这个练习，一开始花几分钟时间真正地安定下来对你将注意力集中到练习上是很有帮助的。选择一个可以感受到呼吸的身体部位，花几分钟时间将注意力放在呼吸的感觉上。

2. 在大脑中寻找一个你最近经历的让你感到困难或痛苦的经历。不用过度地沉浸在具体的细节中，承认这种经历在当下给你带来的感觉。

3. 在此刻的意识中浮现出当时的记忆和体验，问问自己当时的需求是什么。把注意力放在整体的情感需求上，比如同情、理解和洞察力。对于这个困难，什么对你有帮助。当一个需求出现时，对自己说"我需要_____"。继续专注在其他需求上，停下来，承认每一个需求。

4. 5分钟之后，将你的觉知放在对当下的体验上。从故事和目标中解脱出来，问一问自己此刻的需求是什么。放下那些要做的事情、待完成的任务以及取悦他人的想法。专注于深层次的需求：自我关怀、耐心或那些对此刻的自己来说真实的东西。

5. 总结一下这个练习，反思自己满足自我需求的能
力。你现在可以做哪些事情来满足这些需求？有
没有一些需求在你的能力范围内是无法满足的？
给自己一些自我关怀、同情和耐心。

69

练习

自我支持

时间：15 分钟

　　大脑和身体之间会互相影响，我们可以通过自身力量来达到轻松舒适的状态。这个练习来自心理治疗师南希·内皮尔（Nancy Napier），她曾与那些经历过创伤的人共事过。这个练习的最基本的前提是，人类的身体会回应外界的接触，同时外界的接触能改变人类身体里神经系统的活动。我推荐你利用这些练习去了解自我，然后，当你在日常生活中需要冷静下来时，就可以运用这种方法帮助自己平静下来。

步骤

1. 舒服地坐下，闭上眼睛。通过鼻孔深深地呼吸。随着呼气，让肺部完全放空。继续深呼吸 1 分钟。

2. 此刻，花几分钟时间，将觉知带到身体上。无须改变或修正什么，注意当下。留意你的身体有什么感觉，在哪些部位可以感受到它们。试着真正放下头脑中的觉知并让它回到身体中。

3. 现在开始自我支持，把一只手放在另一侧肩膀下方的胳膊上。温柔地将手放在这儿，带着自我支持的意图。这个部位在人体中也是起着支撑作用的。感受对自己的关爱和支持。关注大脑和身体中的所有放松的感觉。

4. 几分钟之后，放下手臂。做几次深呼吸，把手放在头后面的颈椎部位。自婴儿时期起，我们的颈椎就开始支撑着整个身体了。它能给你提供一种安全、放松的感觉。把手轻柔地放在这儿，让身体感到安全和舒适。

5. 几分钟之后，将手移动到胸腔的中心位置。这样可以刺激迷走神经，释放催产素。并且，副交感神经系统也会参与其中。让手在这里放松，在放松身体和大脑的同时，去感受你对自我的关爱。

6. 几分钟之后，放下手，放松几分钟。睁开眼睛之前，在呼吸的同时放松大脑和身体。

在生活中练习

在日常生活中，当你感到痛苦挣扎时可以运用这个练习。在你感到过度兴奋时做这个练习也是有帮助的。焦虑、压力、愤怒或其他情绪体验都会刺激神经系统。带着正念去识别这些情绪，就可以用自我同情心去回应它们。花片刻时间，带着自我支持的意图，把手放在大臂上。

70
练习

骨盆之碗

时间：10分钟

　　当大脑变得活跃时，有很多方法能让它安定下来。感到不堪重负时，我经常用这个练习让大脑和身体放松。你可以把它作为一个单独的练习，让它帮助你在日常生活中将注意力带回身体；或者，你也可以把它作为你冥想练习的一部分，在开始冥想前，让它帮助自己安静下来。

步骤

1. 闭上眼睛，尽量挺直后背。通过呼吸带出温柔的觉知。吸气时，伸展背部。呼气时，释放所有的气体，放下肩膀，放松下巴，让腹部变得柔软。

2. 这样呼吸一两分钟之后，将注意力放在骨盆和臀部。将身体的这一部位想象成一个碗。在呼气时，让身体所有的能量慢慢进入"碗"中。感受这个"碗"坐在椅子或坐垫上的稳定感。让身体在这个"碗"中放松。

3. 继续将觉知放在骨盆上，让身体真正地放松。它与练习 12（关爱自己）类似。你可以把身体想象成一个雪花球。摇动雪花球之后，如果想让它复归平静，需要一点儿时间和耐心。当你坐下时，让身体放松，带着耐心的觉察让自己安定下来。在每次呼气时，让身体变得柔软。

71

我的心在哪里

时间：15 分钟

仅仅通过觉知自己的心，你就可以自然而然地从想法和神游状态中脱离出来。当你观察到自己的想法时，自然会与其分离，因为你会发现它们经常自动地出现。这样，你就不会轻易地陷入每个想法中了。你可以去留意每个想法、各种各样的精神状态，或者在特定的时刻，大脑是活跃还是消沉的。

这个练习提供了另一种方法来理解思考着的大脑。你可以运用简单的标记练习看看当想法出现时，心在哪里。不要专注在想法本身的内容上，要去看它们整体的情况。

步骤

1. 闭上眼睛，调整身体，找到一个舒适的、不容易被打扰的姿势。接下来你会与想法共处，在前5分钟时间里，先集中注意力会比较有帮助。选择身体的一个部位，将觉知放在呼吸上。如果大脑走神了，带着善意把它带回到呼吸的体验上即可。

2. 向大脑和思考的过程开放觉知。将呼吸作为你的锚定点，与呼吸的感觉在一起，直到一个想法出现。当你注意到一个想法出现时，留意它整体的情况。不必专注于想法的细节，留意它是消极情绪、需要解决的问题、幻想，还是另一种想法模式。

3. 当你留意到自己正在思考时，标记"想法"并回到呼吸上来。耐心地坐下，与身体的呼吸在一起，等待另一个想法的出现。当新的想法出现后，再次从整体上留意想法，而不要深入到具体的细节中无法自拔。

4. 5分钟以后，可能会出现另一个想法。留意这个想法是关于过去、现在还是未来的。不要将一个想法标记为"好的"，另一个想法标记为"坏的"。
只是去留意心在哪里。

5. 结束这个练习，试着将觉知停留在想法上。在忙
于日常的各项任务时，去识别心何时跑开了。当
你意识到注意力不集中时，试着标记"心在哪里"。

72

友善地对待想法

时间：15 分钟

你可能会留意到自己并不总是友善、温柔地对待大脑和它的想法。习惯上来讲，慈心练习的对象是一个"人"（即使那个人是你），不过，也可以是大脑本身。通过练习，你可以学习以更友善的态度来回应大脑。它可以让你更清晰地"看见"，而不是陷入对每个想法的反应中。

步骤

1. 找到一个对身体有益的坐姿来进行冥想。倾听自己身体的声音，做些调整，找到一个最舒适的姿势。

2. 和之前的练习一样，先用几分钟时间集中注意力。将觉知带到身体的呼吸上，温柔地训练大脑保持专注。

3. 向你的想法保持开放。把对呼吸的觉知作为锚定点。当一个想法出现时，只是去留意它。你可以标记它或者注意它的内容，但是把注意力集中在带着温柔去回应上。不管这个想法是令人开心的、令人不开心的还是中性的，试着将耐心带入思考着的大脑中。

4. 当一个想法出现时，为大脑和想法诵念一些慈心祝福语。可以用以下祝福语：

愿我与大脑自在相处。
愿我与想法自在相处。
思考着的大脑，温柔的大脑。

5. 一次又一次地带着善意与想要回应想法的意图联结。当大脑走神时，回到呼吸上来。当想法出现时，留意一下。为自己提供一句慈心祝福语，然后回到想要与想法轻松相处的意愿中。你也可以尝试为走神本身提供一句祝福语。

6. 在你完成这个练习后，你可以尝试在日常生活中随时随地应用它。当你在排队时、走向你的车时或者检查信件时，停下来，为大脑和想法提供一些慈心祝福语。

73
练习

强大的你

时间：10分钟

　　我曾在由洛杉矶艺术家蔡斯（Chase）创作的一幢街头艺术建筑对面住了几年。在他创作的许多作品中都有一句"记得你是谁"这样的标语。这是一句美好的提醒，帮你在所有情况下与真正的自己重新联结。

　　每天当我经过这幢萦绕着艺术气息的建筑物时，我都会把它作为我与自己重新联结的提醒。

　　这个练习也为你与自己深入联结提供了一种方式。虽然这不是传统的正念练习，但是可以用它来提醒你是谁，尤其是在你忘记了时。

步骤 🦥

1. 找到一个舒适的坐姿，闭上眼睛，做几次深呼吸。

2. 想象你自己处于一种困难情形。它可能会给你带来一些恐惧、焦虑或者它可能是你最近经历的一些事情，比如你想申请加薪，需要与爱人进行一次艰难的谈话，或者一个即将到来的令你有些担忧的会议。当大脑回想这一事件时，识别一下大脑中出现的恐惧、厌恶。

3. 不要在大脑中播放这些故事，问一问自己，在面对这样的情形时，内心最强大的那个自己会做什么，会怎样处理这件事。想象一个最强大的自己带着全面的善意、关爱、正念、耐心和智慧来应对这种境遇。

4. 在脑海中将这种情形视觉化，特别去留意一下你内在的强大力量。让自己去感受这种强大和信心。在你开始自我怀疑时，回到那个强大的自己上来。在面对困难时，与智慧和热情的意图重新联结。

5. 可以再带入一次体验继续练习。你可以多次在脑海中重播刚刚你所练习的事件的全过程，也可以试着用一个不同的境遇或事件来进行练习。继续与内在强大的自我进行联结。记得深呼吸，留意出现的任何焦虑和担心。

6. 完成练习后，可以尝试记录一下你的体验。练习之后的记录过程有助于你清晰地看到一个强大的自己，并让你有能力去处理这些痛苦的经历。

━━● 出于力量而行动 ●━━

当困难情况发生时，也就是需要你投入到困难中的时刻，请记得你是谁。让自己与内在强大的自己联结几分钟。可以闭上眼睛，花点儿时间让自己迅速回到与正念、同情心、智慧等要带入生活的意图联结的视觉化中。请记住你能够带着智慧来面对这种境遇。

74

练习

感觉的空间

时间：10 分钟

　　紧绷感和不适感是很常见的。当你感到挣扎时，身体就会紧绷。试着让自己摆脱这种不愉快的感觉。不用紧绷着，你能够为痛苦留出一定的空间。迎接它的到来，带着关爱在当下面对它。你有能力训练大脑，这可以帮助你建立一种非反应性觉知。它可以让你不被那些具有挑战性的情形所控制，相反，你可以留意到那些情形并允许这些情形存在于当下，然后继续向前。

步骤

1. 找到一个舒适的姿势来做这个练习。可以坐着或躺着练习。

2. 给自己几分钟的时间安定下来。深呼吸，让大脑和身体伴随每一次呼气放松下来。无须忽略不愉快的事，只是让自己平静下来。

3. 把注意力集中在你正在经历的痛苦情绪上。不要陷入具体的故事情节中。识别大脑和身体此刻的感觉，问一问自己是伤心、恐惧、沮丧，还是失望。只是去留意整体上的感觉基调，感受当下的感觉。

4. 通过诵念一些祝福语为情绪留出空间。请记得你的意图是关爱疼痛而不是将其推开。针对疼痛或困难，诵念如下祝福语：

欢迎你来到这里。
这里给你留有空间。
愿我带着同情欢迎你。

5. 继续诵念 5 分钟。与意图联结，带着开放和关爱之心专注于当下的体验。

6. 在结束练习前，花一两分钟时间回到呼吸上来。伴随每一次呼气，让身体变得柔软。放下肩膀，放松下巴，让腹部肌肉变得柔软。

75

放弃"修正"

时间：10 分钟

感到不满的时候，我们自然的习惯就是去纠正。大脑会进入"修正"模式。这经常会让人陷入想法的死胡同，在解决问题方面白费功夫、徒劳一场。虽然反思和设立目标的方法都是有用的，但是对于你所经历的这个困扰而言，这些方法常常没什么帮助。

这个练习提供了一种应对"修正"想法的方法。可以将它作为一种正式的冥想练习，在一天中的任何时间，如果留意到大脑被困在要解决一个问题的死循环上时，都可以再次回到本练习中。

步骤

1. 尽量坐直，保持对大脑和身体的觉察。做几次深呼吸，让身体充满能量。

2. 将注意力放在想法上。现在有什么亟待解决的问题吗？有什么特别的事情要厘清或修正吗？留意事情本身，而不用关注你对这件事情的想法。试着清楚地看见问题到底是什么，而不是聚焦在解决方案上。

3. 大脑中想着这个"问题"，留意自己是否感觉到任何不舒服。你可能会有一些对未知的恐惧，会有不安全感或想去计划一些事情。不管你的体验是怎样的，都带着温柔的觉知去看待事情本身。不需要评判自己、打击自己或是立即开始修正。只是与这种不舒服的感觉在一起。

4. 当你休憩于有问题需要解决的觉知中时，开始让注意力专注在自己的大脑和身体上。身体上有哪里感到紧张吗？留意一下是哪个部位。当有想法跳出来想要去改变这种不适感时，识别一下，然后对自己说"修正"。

5. 耐心地去面对你的体验，带着这种意图，为自己送上几句正念关怀的祝福语。

6. 结束本次冥想，花1分钟时间问问自己可以做点儿什么。你不需要提出一个带有步骤的清晰计划，只是尽可能地提出一些简单的解决方案即可。例如，如果你担心账单，那么承认自己可能需要攒钱了。让这种最基础的解决方案浮现出来，不要再陷入更深的故事情节中去。

致 谢

这本书的灵感源自我个人的练习实践。多年以来，很多朋友都为我的练习提供了鼓励和支持。首先，我要感谢伊丽莎白，在我撰写此书期间，她为我提供了无条件的爱，每天为我提供无限支持，使我能够始终如一地深入到创作中。

我在早年的练习过程中得到了很多人的鼓励，我深深感谢他们，他们见证了我经历的重重困难。我永远感恩我的父母和两个姐姐，在我无法做到爱自己时，他们依然爱我如初。

感谢我生命中遇见的无数老师，尤其是理查德·伯尔（Richard Burr）、诺厄·莱文（Noah Levine）、凯文·格里芬（Kevin Griffin）和坦尼沙罗尊者（Thanissaro Bhikkhu），是你们让我持续地强化练习并且在这条路上为我指引了方向。

　　感谢一心冥想中心社区，让我有机会能够加强练习并且给我提供了一个共修的社区。你们每天都用爱填满我的内心，用智慧充盈我的大脑。

　　最后，我要感谢那些在我开启正念旅程的初期充满爱意地握住我的手的人。奥吉（Vogi）总是知道何时应该推动我进步并让我知道成为一个成年人的意义所在。杰克（Jack）总是不遗余力地带着爱和热情去行动。没有你们，我不可能取得今天的成绩，我知道你们将成为这本书的第一批读者。

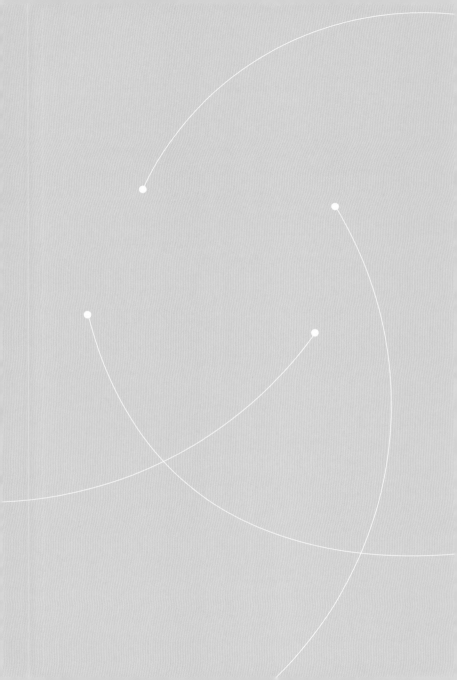

作者简介

马修·索科洛夫（Matthew Sockolov），受训于美国灵磐冥想中心，是一位正念冥想教师。马修是一心冥想中心的创始教师，他在美国北加利福尼亚州的一心冥想中心、加利福尼亚州各地的成瘾治疗中心以及在线团体中带领冥想课程。多年来，他在日常工作中接触到的群体包括康复期的成瘾患者、青少年以及加入社区参加练习的人们，他也提供一对一的个性化教学。

马修和他的妻子伊丽莎白居住在北加利福尼亚州，进行冥想教学，参加户外运动，业余时间也会和他们的小狗、小猫和小鸡共度悠闲时光。